ステップアップ歯科衛生士

根分岐部病変に挑戦！
プラークコントロールとデブライドメント

佐藤 昌美 著
池田歯科クリニック・歯科衛生士

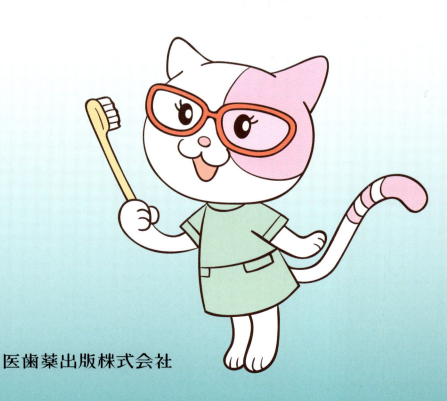

医歯薬出版株式会社

This book was originally published in Japanese
under the title of :

Steppu-Appu Shikaeiseishi
Konbunkibubyōhen ni Cyōsen
— Purākukontorōlu to Deburaidoment
(Challenge to Furcation Involvement Utilizing the Skilled Plaque Control
and Root Debridement Technique by Dental Hygienists)

Editor :
Sato, Masami
　Dental Hygienist

© 2015　1st ed.

ISHIYAKU PUBLISHERS, INC.
　7 - 10, Honkomagome 1 chome, Bunkyo - ku,
　Tokyo 113 - 8612, Japan

はじめに — Preface

▶ 歯周治療の目的の一つは，歯周炎の進行を止めて歯の喪失を防ぐことです．しかし，根分岐部病変がある歯はその他の歯よりも失われる傾向が高いと考えられています．複根歯の根分岐部病変の治療の基本は，単根歯と同じ炎症のコントロールです．しかし，根分岐部は複雑な解剖学的形態からプラークコントロールとデブライドメントがしにくく，特に進行している根分岐部病変を非外科的治療で改善するのは難しいといわれています．

▶ 進行した根分岐部病変は，最善を尽くしても治らない場合があるのが現実です．「治したいけど，治らない」そういうジレンマを抱えているときの私たちは，「治したい」と思うあまりに，"なぜ根分岐部病変になったのか" という疑問や "治らない原因" に向き合うことよりも，プラークコントロールとデブライドメントに使うインスツルメントやテクニックを優先して考えていないでしょうか．

▶ 筆者は18年前に，プラークコントロールとデブライドメントで単根歯の歯周ポケットは十分浅くなったのに，大臼歯の根分岐部病変が改善しない患者さんを担当させていただきました．大臼歯の根分岐部病変はLindheの分類Ⅱ度でした．当時の筆者は「同じ口腔内で前歯が治っていて，臼歯が治らないのはおかしい」，「何かが大臼歯の治りを邪魔している」「それに対応すれば根分岐部病変は治るかもしれない」と考えました．

▶ その患者さんのプラークコントロールは大変良好でした．しかし，セルフケアのときに歯肉を傷つける傾向があったので，歯ブラシの使い方を見直しました．また，根分岐部の根面がざらついていたので，キュレットスケーラーを使ってデブライドメントをしなおしました．そして，前歯よりも臼歯が大きく動揺しているのを院長に報告し，繰り返し咬合調整を行いました．

▶ 歯肉をみて，根面を触り，歯周ポケットからの出血と歯の動揺に注目しながら約3カ月が経過して，歯周組織に改善の兆しがみえはじめました．

▶ 筆者がこの患者さんから学んだのは，根分岐部病変に対するプラークコントロールとデブライドメントのスキル，そして歯周組織に備わる自然治癒力です．口腔内に限らず，体はいろいろな傷や疾患を自然に治癒させる仕組み，自然治癒力という能力を備えています．歯を失いたくないと願う患者さんを前にして大切なのは，エビデンスや新しい医療機器だけではなく，知識，技術，経験，知恵を使って「根分岐部のプラークコントロールとデブライドメントは本当に難しいのか」，「根分岐部病変の進行をとめられないのか」と歯科衛生士なりに考えること，そして，歯周組織の治癒する能力に注目することだと筆者は考えます．

▶ 根分岐部のプラークコントロールとデブライドメントは，歯科衛生士にとって難しい問題です．しかし，やりがいのある "挑戦" です．本書は，その挑戦に必要な考え方，知識，スキルを若干の個人的な意見とともにまとめました．本書の非外科的治療の効果を患者さんと一緒に体験したとき，プラークコントロールとデブライドメントの楽しさ，そしてヒトの体に備わる治癒力の素晴らしさを実感すると思います．

2015年11月

佐 藤 昌 美

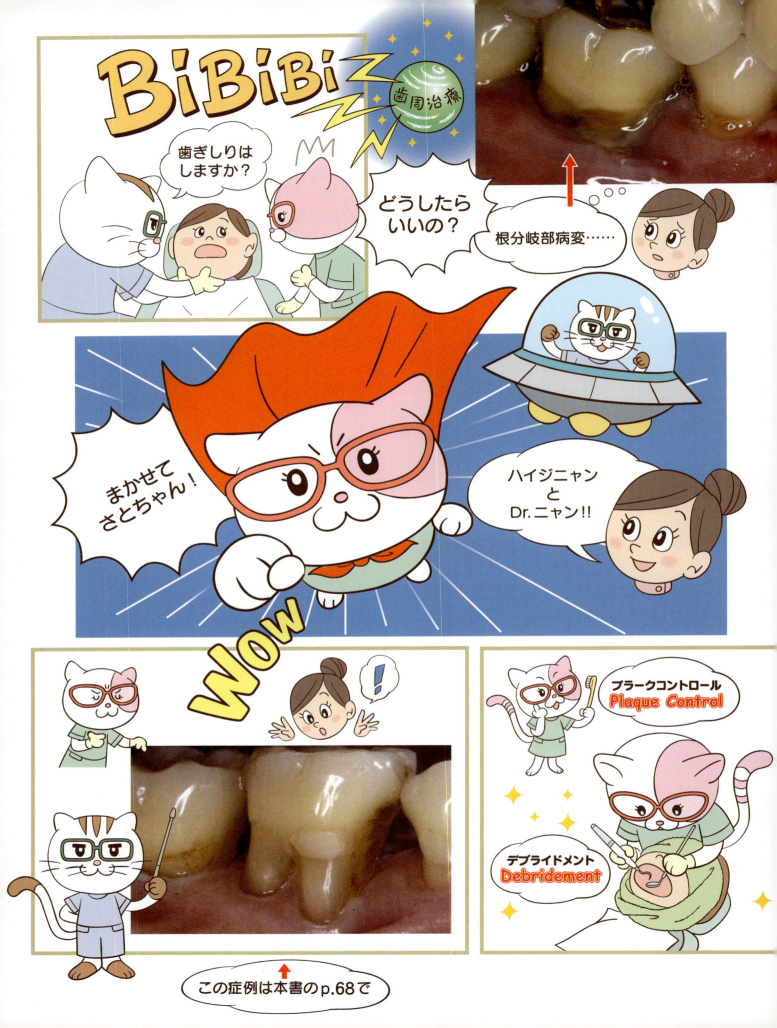

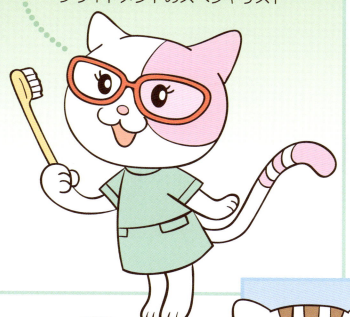

CONTENTS もくじ

はじめに

I 根分岐部病変の非外科的治療の考え方と診査の部

❶ 歯周病と根分岐部病変 ………………… 2
1−歯周治療で目指すこと ………………… 2
　❶ 歯周治療の大きな目標 ………………… 2
　❷ 歯周病を理解しよう ………………… 3
2−根分岐部病変を理解しよう ………………… 4
3−なぜ根分岐部病変になるのか ………………… 4
4−歯周組織の治りを妨げる要因 ………………… 6

❷ 根分岐部病変の非外科的治療 ………………… 7
1−非外科的治療の考え方 ………………… 7
2−体の治癒力に注目しよう―患者さんの治癒力を引き出そう
　………………… 8
3−症例でみる根分岐部病変の非外科的治療の効果 ………………… 9

❸ 根分岐部病変の非外科的治療の4つの柱 ………………… 10
1−患者さんと私たちのモチベーション ………………… 10
2−歯肉を傷つけないブラッシング ………………… 10
3−根面を平滑にするスケーリング・ルートプレーニング
　………………… 11
4−"力"をみつける
　―歯科医師が行う咬合性外傷の診断と治療 ………………… 12

❹ 根分岐部病変をみつけよう
　～プロービングと根分岐部病変の診断 ………………… 16
1−プロービングと歯周ポケットの深さについて ………………… 16
2−根分岐部病変をみつけるプロービングのポイント
　………………… 17
3−根分岐部病変をみつける手順 ………………… 18
　❶ 歯の全周を垂直的プロービング ………………… 18
　❷ 根分岐部の入口の位置を確認 ………………… 18
　❸ 水平的プロービング ………………… 19
　❹ 歯科医師に報告：根分岐部病変の診査と診断 ………………… 19
4−根分岐部病変の代表的な分類法
　～水平方向の分類と垂直方向の分類 ………………… 20
　❶ Glickman（1958）：水平的分類 ………………… 20
　❷ Hampら（1975）：水平的分類 ………………… 20
　❸ Lindhe（1983）：水平的分類 ………………… 20
　❹ TarnowとFletcher（1984）：垂直的分類 ………………… 20

❺ 根分岐部病変をみつけたら
　～深い歯周ポケットが存在する位置の診査 ………………… 22
1−プロービングチャートについて ………………… 22
2−深い歯周ポケットが存在する位置の診査 ………………… 23
症例1−隣接面の歯周ポケットが深い症例 ………………… 24
症例2−頬舌側面の歯周ポケットが深い症例 ………………… 25

❻ ケースプレゼンテーション
　～炎症のコントロールを主体にするタイプ ………………… 26
症例1−"力"の関与が小さい症例　Lindheの分類Ⅲ度
　………………… 26

❼ ケースプレゼンテーション
　～炎症のコントロールと"力"のコントロールをするタイプ ………………… 30
症例2−"力"の関与が大きい症例　Lindheの分類Ⅱ度
　………………… 30

II 挑戦に必要な知識の部

❶ 大臼歯の解剖学的形態の知識 ………………… 38
1−大臼歯について ………………… 38
2−大臼歯の歯冠，歯根，歯頸線，根幹，根分岐部について
　………………… 38
　❶ 歯　冠 ………………… 38
　❷ 歯　根 ………………… 39
　❸ 歯頸線 ………………… 39
　❹ 根幹（ルートトランク） ………………… 40
　❺ 根分岐部 ………………… 40
3−第一大臼歯の歯根について ………………… 40
　❶ 上顎大臼歯の歯根 ………………… 40
　❷ 下顎大臼歯の歯根 ………………… 40
4−根幹（ルートトランク） ………………… 41
5−根の離開度（分岐幅） ………………… 42

6―根面溝 …………………………………………44
7―その他の特色のある形態 ……………………44
  1 エナメル突起 ………………………………44
  2 エナメル真珠 ………………………………44
  3 根間稜 ………………………………………45
  4 根の癒合 ……………………………………45
8―解剖学的な根分岐部用語 ……………………46
❷ オススメの書籍 ………………………………48
1―歯周基本治療と根分岐部の治療についての考え方 …48
  ❶ゴールドマン＆コーエン・歯周治療学（原著第5版）…48／**❷**最新歯周病学…48／**❸**歯科衛生士教本　歯周療法…48／**❹**新歯周病をなおそう…48／**❺**ラタイチャーク　カラーアトラス歯周病学　第3版…48／**❻**コーエン　審美再建歯周外科カラーアトラス　第3版…49
2―歯周基本治療と全身との関わり，治癒力についての知識 ……………………………………………49
  ❶一新しい健康科学への架け橋―歯周病と全身の健康を考える…49／**❷**慢性疾患としての歯周病へのアプローチ　患者さんの生涯にわたるQOLに貢献するために…49／**❸**やさしくわかる創傷・褥瘡ケアと栄養管理のポイント―栄養士, コ・メディカルのための基礎から臨床の実際まで…50／**❹**傷の正しい治し方―創傷から褥創のラップ療法…50／**❺**これからの創傷治療…50／**❻**創傷の治癒―歯髄・歯根膜・歯槽骨・歯肉そしてインプラントを病態論から解明する…50／**❼**ヒポクラテスの西洋医学序説…50
3―歯周基本治療についてのスキル ……………50
  ❶人を知る私を知る―患者ひとりひとりのケアのために…50／**❷**メディカルインタビュー三つの役割軸モデルによるアプローチ…51／**❸**6日間で極める！磨ける・伝わるブラッシング指導…51／**❹**スケーリング＆ルートプレーニング…51／**❺**月刊デンタルハイジーン別冊　すぐ役立つ　スケーリング・ルートプレーニング…52／**❻**歯科衛生士の臨床　原著第9版…52
4―歯周基本治療についてのエビデンス …………52
  ❶知ってて得した！歯周治療に活かせるエビデンス…52／**❷**歯周病患者における再生治療のガイドライン 2012…52／**❸** The attachment of calculus to root surface…52／**❹** The distribution of bacterial lipopolysaccharide (endotoxin) in relation to periodontally involved root surfaces…53／**❺**サルの歯肉炎に対するブラッシング効果について：歯肉マッサージとプラーク除去の比較…53

III 挑戦に必要なスキルの部

❶ モチベーション ………………………………56
1―モチベーションについて ……………………56
2―モチベーションの3つのスキル
 ～開かれた質問，傾聴，共感的理解 …………57
3―共感を伝えるスキル～反映 …………………58
4―聴き手（リスナー）になろう ………………58
5―モチベーションは患者さんの"ことば"から ……59
6―患者さんの"ことば"から"本心"を知ろう ……59
 ～会話の記録をつくる
症例1―患者さんの気持ちを汲みとれなかった症例 …60
❷ プラークコントロール～ブラッシング・テクニック …62
1―オーラルフィジオセラピーについて ………62
2―根分岐部を軟組織で閉鎖する治療 …………62
3―歯ブラシについて ……………………………63
  1 歯面からプラークを取り除く歯ブラシ …………64
  2 歯肉に機械的刺激を加える歯ブラシ……………64
4―ブラッシングのテクニック …………………65
  1 歯面と隣接面の磨き方……………………………65
  2 歯頸部と辺縁歯肉の磨き方………………………65
  3 歯肉に機械的刺激を加える磨き方 ……………66
5―プローブを使った歯肉の炎症の観察 ………67
  1 辺縁歯肉での炎症を評価 ………………………67
  2 ポケット底部での炎症の評価 …………………67
症例2―根分岐部を歯肉で覆った症例　Lindheの分類II度 ……………………………………………68
❸ デブライドメント
 ～スケーリング・ルートプレーニング …………71
1―スケーリング・ルートプレーニングについて ……71
2―ハンドスケーラーについて …………………73
3―キュレットスケーラー～グレーシー型について …73
  1 スケーラーの構造…………………………………73
  2 刃部について ……………………………………75
  3 グレーシー型の特徴 ……………………………75
4―スケーリング・ルートプレーニングの基本 ……77
  1 スケーラーを選ぶ ………………………………77
  2 スケーラーを把持する …………………………78
  3 根面と刃部の角度 ………………………………80
  4 適切な側方圧 ……………………………………80
  5 3つのストローク ………………………………80
5―口腔内固定法と口腔外固定法 …………………83

CONTENTS もくじ

6-根分岐部のスケーリング・ルートプレーニングのポイント ……84
7-スケーラーの届かせ方と動かし方 ……85
1 根幹：CEJから根分岐部の入口までのスケーラーの届かせ方と動かし方 ……85
2 根分岐部の根面：根分岐部の入口から天蓋へのスケーラーの届かせ方と動かし方 ……85
3 各根の根面：ポケット底と根面溝への届かせ方と動かし方 ……85
4 根面の滑沢化：根表面を平らに滑らかにする動かし方 ……87

8-目標は平滑な根面 ……88
9-グレーシー型スケーラーのシャープニング ……89
1 刃部の切れ味について ……89
2 シャープニングについて ……90
3 刃部の名称について ……90
4 側面のシャープニング ……91
5 先端部のシャープニング ……94
6 シャープニングをする範囲 ……95
7 側面と先端部を均一にシャープニングする ……95
8 砥石の動かし方 ……96
9 砥石に加える力 ……96

Ⅳ 根分岐部病変の非外科的治療の部

❶ ケースプレゼンテーションを読む前に ……102
1-治療法の選択 ……102
2-根分岐部病変の診断の記述の仕方 ……102
❷ 上顎大臼歯の根分岐部病変の非外科的治療 ……104
症例1-上顎左側第一大臼歯（26）Dの根分岐部病変 Lindheの分類Ⅰ度 ……104
症例2-上顎右側第一大臼歯（16）Mの根分岐部病変 Lindheの分類Ⅱ度 ……106
症例3-上顎左側第一大臼歯（26）MDの根分岐部病変 Lindheの分類Ⅲ度 ……108
❸ 下顎大臼歯の根分岐部病変の非外科的治療 ……110
症例4-下顎右側第一大臼歯（46）Bの根分岐部病変 Lindheの分類Ⅰ度 ……110
症例5-下顎右側第一大臼歯（46）Lの根分岐部病変 Lindheの分類Ⅱ度 ……112
症例6-下顎右側第一大臼歯（46）BLの根分岐部病変 Lindheの分類Ⅲ度 ……114

おわりに

COLUMN

軟組織の治癒力と血液の循環について ……9
歯科衛生士とEBM ……14
歯科衛生士とNBM ……15
上顎大臼歯の根幹の平均距離 ……18
プロービングで手がかりをみつけましょう！ ……19
ルートトランクについての報告 ……42
根分岐部の入口とスケーラーの刃部の幅について ……43
根面の溝や陥凹からのプラークや汚染物質の除去 ……44
補助的清掃用具について ……70
根分岐部をプラークコントロールしやすい形態に ……70
Zanderの研究 ……72
Mooreらの研究 ……72
グレーシー型の頸部について ……74
PlaneとSmooth ……83
頸部が屈曲したスケーラーのシャープニング～第1シャンクを基準にしたシャープニングの方法～ ……96
Wærhaug（1980）の考え方 ……103
根分岐部病変の治療法 ……103

＊本書に掲載している口腔内写真の側方面観はミラー像です．
＊本書の写真はすべて許諾を得て掲載しています．

Design／エムズ　　Illustration／サンゴ，青木出版工房

I 根分岐部病変の非外科的治療の考え方と診査の部

本書では主に細菌由来の慢性歯周炎の治療の考え方を述べます．
治療の基本は炎症のコントロールです．

ポイント

- なぜ根分岐部病変になるのかを考える
- 体の治癒力に注目する
- 根分岐部病変をみつける

＊本書での根分岐部病変は，大臼歯の根分岐部病変をさします．

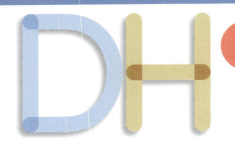

① 歯周病と根分岐部病変

　根分岐部病変の治療は難しいといわれています．まずは何が根分岐部病変の治療を難しくするのか考えてみましょう．

　大切なのは「なぜ」根分岐部病変になるのか，「なぜ」根分岐部病変が進行するのかに向き合うことだと思います．そして，プラークコントロールとデブライドメントの効果が思うように現れないときは，「なぜ」根分岐部病変が治らないかを考えましょう．そのときそのときの「なぜ」が，根分岐部病変を治すことに繋がると思います．

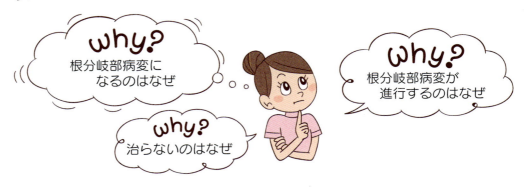

1 ― 歯周治療で目指すこと

1 歯周治療の大きな目標

　歯周治療の目的の一つは歯の喪失を防ぐことです．筆者は歯周治療によって大臼歯の喪失を防ぐことができれば，患者さんの健やかな人生に大きく貢献できると考えて臨床に取り組んでいます．

　歯の喪失を防ぐには，"歯周病を予防すること"と"歯周病を治すこと"が必要です．

　歯の喪失を防ぐことは，患者さん一人ひとりのQuality of Life（以下QOL）を高めるために大きな役割を果たします．QOLは「生活の質」と訳されますが，"Life"には，生活，人生，生命という意味があります．筆者は歯周治療の目標を，歯周病で損なわれた口腔の健康を取り戻し，患者さんの生活の質，人生の質，生命の質を高めることと捉えています．

2 歯周病を理解しよう

　根分岐部病変の治療に取り組むには，歯周病〔本書での歯周病は細菌性の慢性歯周炎（以下歯周炎）をさします〕を理解することが大切です．

　歯周病はプラーク（バイオフィルム）中の細菌などが主な原因となって生じる慢性炎症性疾患です[1]（詳しい分類は日本歯周病学会編の『歯周病の診断と治療の指針2007』を参照してください）．

　「歯周病はどういう疾患ですか？」という質問に『プラーク（バイオフィルム）が主な原因となって，歯肉の発赤，腫脹やプロービングでの出血，さらには深い歯周ポケットの形成や排膿，ときには歯の動揺を伴う疾患です』と答えるのはやや漠然としています．

　もう少し明確にいうと，歯周病は歯肉に留まっていた炎症が歯根膜や歯槽骨に広がり，歯肉の正常な付着の位置（付着の位置：アタッチメントレベル[2]）が失われる疾患です．ポケット底の位置は根尖方向に移動していて，付着の喪失（アタッチメントロス[3]）が生じています（**図1-1**）．

　残念ながら，現在の歯周治療でアタッチメントロスが生じた歯周組織を正常な状態まで戻すのは難しいと考えられています[4]．歯周治療で目指すのは，

・アタッチメントロスの進行をできるだけ止めてその状態を長く維持すること（アタッチメントレベルの維持）
・可能であればポケット底の位置が歯冠側へ移動して付着を獲得（付着の獲得：アタッチメントゲイン）すること

になります[5]．

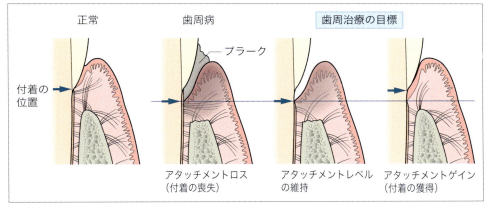

図1-1　正常な歯周組織と歯周病の比較

　歯周病を治すには，

①患者さんと私たち（歯科医師，歯科衛生士）が一緒にプラークコントロールに取り組むこと
②患者さんがプラークコントロール可能な口腔の環境をつくる

が必要です．

詳しくは既刊の『成功する歯周病治療　歯科衛生士なにする？どうする？』（医歯薬出版）p.1～19に書いています．あわせて『New Concept 治りやすい歯周病と治りにくい歯周病―診断・治療・経過―』（ヒョーロンパブリッシャーズ）p.58～68も参照してください．

2─根分岐部病変を理解しよう

1本の歯根をもつ歯を単根歯，2本以上の歯根をもつ歯を複根歯あるいは多根歯といいます（**図1-2**）．根分岐部病変は複根歯（多根歯）の根間中隔に歯周炎が進行して生じる場合と，歯髄病変によって生じる場合があります[6)7)]．本書で取り上げるのは，歯周炎が進行して生じた根分岐部病変です．

根分岐部病変は，垂直的なアタッチメントロスが進行して複根歯（多根歯）の根分岐部に達し，歯周炎が根分岐部の入口から中心に向かって進行したものです．歯周ポケットは根分岐部に沿って水平方向に形成されます[7)]．根分岐部病変の罹患率はRossら（1980）の研究では，上顎は90%，下顎は35%と報告されています[8)]．また，さまざまな研究で，メインテナンスをしている場合でも，根分岐部病変をもつ歯は，根分岐部病変がみられなかった歯よりも失われる傾向があると報告されています[9)10)]．

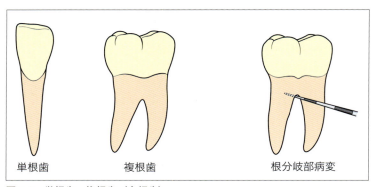

図1-2　単根歯，複根歯（多根歯）
根分岐部病変：水平方向に形成した歯周ポケット

3─なぜ根分岐部病変になるのか

歯周病の主な原因は，バイオフィルムであるプラーク（歯垢）と考えられています[11)]．プラークは細菌と細菌がつくる産物の塊です．細菌は体に有害な物質（酵素や内毒素：エンドトキシンなど）をつくり出します．その刺激物に対して体の防御機能（免疫機能）が働いて炎症が生じます．

根分岐部病変は，辺縁歯肉の炎症が根分岐部の入口まで及びます．一般的に根分岐部の入口は上顎大臼歯は3カ所，下顎大臼歯は2カ所です．上顎第一大臼歯のセメントーエナメル境（以下CEJ）から根分岐部の入口までの距離は，頰側4.2mm，近心3.6mm，遠心4.8mmと報告されています[12)]．下顎第一大臼歯のCEJから根分岐部の入口までの距離は，頰側3.19mm，舌側4.08mmです[13)]．一般的な根分岐部の入口の位置から考えると，根分岐部病変は，垂直的なアタッチメントロスがCEJから約4mm以上になると生じると思われます．

加えて，根分岐部は"過度な咬合力"からの損傷に影響を受けやすいと考えられています[14)]．"過度な咬合力"によって歯周組織に引き起こされるのが咬合性外傷です[15)16)17)]．歯周組織に咬合性外傷がみられる場合は，咬合性外傷を生じさせる

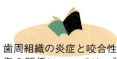

歯周組織の炎症と咬合性外傷の関係については，『新版　最新歯周病学』（医歯薬出版）にまとめられています．詳しくは「歯周病と咬合─外傷性咬合と咬合性外傷」を参照してください．

"過度の咬合力"については，池田（2004）がブラキシズムや咀嚼時（食べ物をかむとき）に生じる"力"に関する臨床研究をしています[20]．『"力"のマネージング"力"のコンプレックス・シンドロームを超えて』（医歯薬出版）と『月刊池田雅彦～ブラキシズムは治る！1,600症例から見えたこと～』（デンタルダイヤモンド社）を参照してください．

"力"（咬合性外傷の外傷力[18][19]）の影響を考える必要があります．特にブラキシズムは咬合性外傷を引き起こし，歯周炎の増悪に関与することが知られています[16][17]（図1-3）．

　根分岐部は咬合力が集中して強い力が作用しやすいため，炎症と"力"が合併すると，水平方向の歯周ポケットとあわせて，根尖方向への歯周ポケット（垂直性ポケット）が形成されることも考えられます[7]．

リンクル（雛壁）
フルクラウンやコーヌスクローネの内冠など，補綴物の表面にできた線状のしわ．過度の咬合力が原因で形成されたと推察されている．

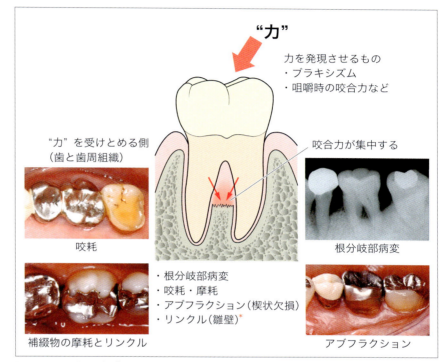

図1-3　大臼歯と"力"の関係の図

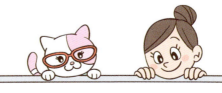

根分岐部病変になるのはなぜ？

・炎症————プラーク（バイオフィルム）
・複根歯の根分岐部の位置————根分岐部の入口の位置
・"力"の影響————咬合性外傷の外傷力

4―歯周組織の治りを妨げる要因

歯周治療に取り組むときは，歯周組織の治りを妨げる要因にも目を向けましょう．

根分岐部病変を治すには，体がもっている治癒力を低下させる全身疾患や生活習慣，全身状態に注目することも大切です．口腔は全身と繋がっています．糖尿病，血液疾患，喫煙，薬の服用，ストレス，加齢，食生活，患者さんの体の感受性や抵抗性など[21]の影響が，歯周組織の治りを妨げる要因として働くかもしれません．

近年は，歯周病と全身疾患の関連を考える歯周医学（ペリオドンタルメディシン）*が発展しています[22]．全身疾患や全身状態が歯周病を悪化させることや，歯周病がどのように全身に影響するかなどを研究する分野です．

全身疾患の治療は医科への受診が不可欠です．また，生活習慣の改善には，他分野の専門職（看護師，管理栄養士，社会福祉士，ケアマネジャーなど）の助力が必要なときもあります．

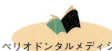

ペリオドンタルメディシンについては，本書の第Ⅱ部で紹介する歯周病と全身の健康の関連について書かれた書籍を参照してください．

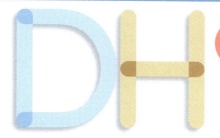

❷ 根分岐部病変の非外科的治療

根分岐部病変をもつ大臼歯の喪失を防ぐには，根分岐部病変の進行を抑えて，根尖方向に垂直的なアタッチメントロスが生じないようにすることが大切です．通常，根分岐部病変は進行状態に応じて外科手術や再生療法などの対象になります[23]．しかし，筆者は可能な限り非外科的治療で根分岐部病変を改善して，治療効果を長く維持することを臨床の目標にしています．本書では筆者の非外科的治療についての考え方をご紹介します．

1—非外科的治療の考え方

非外科的治療では，歯周組織が治癒する能力（体がもつ自然な治癒力）を引き出すことを重視します．治療の主体は，歯科衛生士が大きく関わる歯周基本治療と歯科医師が行う"力"（咬合性外傷の外傷力）を考慮した対応です．根分岐部病変の非外科的治療では，根分岐部病変が炎症で生じているのか，"力"が関わっているのか，"力"が関わっているとしたらどのような"力"がどれくらい関わっているかを一つひとつ考えます．

歯周基本治療では，軟組織や根面を傷つけないように行うプラークコントロールとデブライドメントが大切です．歯肉縁上のプラークは丁寧にセルフケアで取り除き，歯肉縁下の汚染物質（p.71参照）は適切なデブライドメント（スケーリング・ルートプレーニング）で取り除きます．

根分岐部に作用する"力"については特に注意を払い，"力"の関与がある場合は"力"への対応を行います．

あわせて歯周組織の治癒力を高めるために患者さんの全身疾患や生活習慣，全身状態などに配慮し，歯周組織の治りを妨げる要因の影響を少なくすることも必要です．

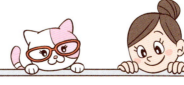

根分岐部病変の非外科的治療のポイント

1. 丁寧に歯肉縁上のプラークを取り除く
2. 適切に歯肉縁下の汚染物質を取り除く
3. "力"（咬合性外傷の外傷力）を考慮して対応する
4. 必要に応じて歯周組織の治りを妨げる要因の影響を少なくする

2―体の治癒力に注目しよう―患者さんの治癒力を引き出そう

人間の体はさまざまな傷や疾病を治癒させる仕組み，自然の治癒力という能力を備えています．紀元前400年頃，古代ギリシャの医師ヒポクラテスは，怪我が治る過程を注意深く観察して[24]，治癒を妨げるものを取り除く治療法を考えました[25][26]．

医療技術が進歩した現代では，自らの治癒力で怪我や疾病が治る認識は薄れがちかもしれません．しかし，近年医科の分野で治癒力を最大限に活用しようとする創傷（傷）と褥創（床ずれ）の治療が実践されています．この治療は「傷が治ろうとする力，自然治癒力を妨げず，できれば治ろうとする力を助けてあげる」という考え方に基づいています[27]．

治療は体の治癒の過程（炎症期，増殖期，成熟期）を妨げない方法で行います[28]．外傷治療の場合は，"消毒薬を使わずに創面を水で洗浄して，異物は除去し，創を乾燥させないように被覆剤で覆い湿潤環境を維持する"方法をとり，軟組織の治癒力を妨げないようにします[29][30]＊．褥瘡＊の治療では，さらに「創の圧迫の除去」をします[31]．

創傷が治癒する能力は歯周組織である軟組織にも備わっています．根分岐部病変の非外科的治療に取り組むときは，歯周組織の治癒力をうまく引き出すことに目を向けましょう．

軟組織の治癒力は，

①歯肉縁上のプラークを丁寧に取り除く（プラークコントロール）
②歯肉縁下の歯石や汚染された根面などを適切に取り除く（デブライドメント）
③咬合性外傷の外傷力がある場合は，"力"を取り除く

ことで促されると筆者は考えています．

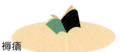

「創の洗浄，異物の除去，圧迫の除去」をする方法で，良好な経過をたどった症例は多く報告されています．詳しくは，本書の第Ⅱ部を参照してください．

褥瘡
持続する圧迫で皮膚や皮下の組織に血流障害が起こり，虚血壊死となって発生する創傷．

3─症例でみる根分岐部病変の非外科的治療の効果

【1996年：初診】

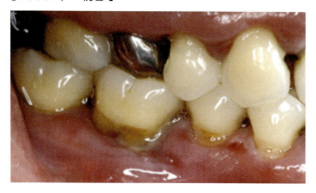

　下顎右側第一大臼歯（46）の頬側にLindheの分類Ⅱ度の根分岐部病変があります．患者さんの要望を考慮して，歯周基本治療（プラークコントロールとデブライドメント）を主体にして，"力"を考慮しながら非外科的治療を行いました．

【2012年：メインテナンス】（初診から16年後）

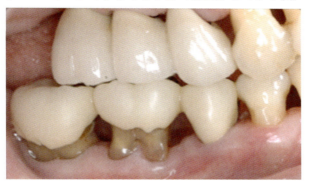

　非外科的治療の効果で頬側の根分岐部にプローブが入らなくなり，治療効果を長期に維持しています．初診から16年が経過し，臨床的に予後は良好と考えられます．

COLUMN

軟組織の治癒力と血液の循環について

　血液は細胞に酸素と栄養を供給し，蓄積された老廃物を運び出しています．血流や血液成分は"傷"を治すために重要な役割を果たし[32]，創傷の治癒に大きく関わっていると思われます．筆者はこれまでの経験から，血液循環が滞り，血液が供給されにくい状態は歯周組織の治癒力を妨げるかもしれないと考えています．そのため，必要に応じて軟組織の血液循環を促すように歯肉に機械的刺激を加えるブラッシング・テクニック（第Ⅲ部参照）を非外科的治療に取り入れています．

DH ③ 根分岐部病変の非外科的治療の4つの柱

1―患者さんと私たちのモチベーション

　歯周治療では，私たちが患者さんの"健康を求める気持ち"をよく知り，十分に理解することが大切です（p.56参照）．患者さんの"健康を求める気持ち"は，根分岐部病変を治したいという要望や健康に対するそれぞれの考え方に現れると思います．

　治療に欠かせないのは，"健康になりたい"という患者さんの健康を求める気持ちと，"患者さんに健康になってほしい"という私たちの気持ちです．この2つの気持ちは非外科的治療を支えるモチベーションの源になると筆者は考えています．

　根分岐部病変の治療には，根分岐部についての知識，的確なプラークコントロールとデブライドメントの技術，臨床経験などが求められます．最善を尽くしても根分岐部病変が改善しないときは，自分の未熟さや技術の至らなさを痛感するかもしれませんし，患者さん自身も努力しても治らないと思うことがあるかもしれません．そのようなとき，患者さんの「健康になりたい」そして私たちの「健康になってほしい」というモチベーションは，根分岐部病変の治療に前向きに取り組む柱になると筆者は思います．

2―歯肉を傷つけないブラッシング

　歯ブラシを適切に使ったセルフケアは，治療をするうえでとても重要です．筆者は根分岐部のブラッシングは歯肉を傷つけないように特に丁寧に行う必要があると考えています．基本的には歯ブラシの毛先を使って歯面のプラークを取り除き，歯ブラシの脇腹が適度に歯肉に触れるテクニック（p.65参照）を使います．

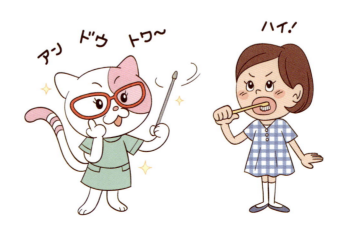

根分岐部病変の進行具合や根分岐部の解剖学的形態によっては補助的清掃用具を使用しますが，必要以上に根分岐部の入口付近を磨きすぎると歯肉を退縮させてしまうかもしれないので注意が必要です．

　根分岐部の入口が歯肉で覆われる場合は，根分岐部への歯ブラシの毛先や歯間ブラシの挿入を控えめにします．また，歯周組織の治癒力を促すために，歯ブラシを使って歯肉に適度な機械的刺激を加えるオーラルフィジオセラピー[33)34)]（p.62 参照）を取り入れるときもあります．

　ブラッシング方法，ブラッシング時間，補助的清掃用具の使い方は，患者さん一人ひとりの手先の器用さや歯周組織の反応をみながら指導をするとよいと思います．

3 ― 根面を平滑にするスケーリング・ルートプレーニング

　根分岐部病変を治すためには，根分岐部の根面から汚染物質（p.71 参照）を取り除くスケーリングとルートプレーニングが不可欠です．根面を平らで滑らかにするためには，スケーラーを使いこなす技量とあわせてプロービングやシャープニングの上達が求められます．

　スケーリング・ルートプレーニングは，可能な限り根面の歯石を取り残さないことと，根面を過剰に削りすぎないことを心がけて取り組むとよいと思います．また，スケーラーの選び方や刃部の使い方を工夫することも大切です．根分岐部の入口や内部はキュレットスケーラーの刃部の先端を利用すると，スケーリング・ルートプレーニングをしやすくなると思います．

　スケーリング・ルートプレーニングの技術を向上させるには，抜去歯の根分岐部を観察したり，模型を使って根分岐部へのプローブやスケーラーの届かせ方と動かし方を練習する必要があると思います．

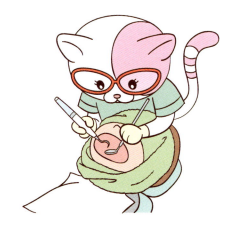

4—"力"をみつける―歯科医師が行う咬合性外傷の診断と治療

　根分岐部病変の治療では，"力"を考慮することがきわめて重要です．

　"力"は，歯科医師と歯科衛生士が連携しあってみつけます．患者さんの口腔内に咬合性外傷の徴候がみられたり，患者さんから歯ぎしりや食いしばりをしていると伺った場合は，すみやかに歯科医師に報告しましょう．

　筆者は，"力"をみつけるために，歯の咬耗や動揺，プロービングチャートからわかる深い歯周ポケットがある位置（p.22参照）などに着目します．動揺歯を観察するときは，一部の歯が動揺しているか，多数の歯が動揺しているかに注目します．また，エックス線写真を参考にして動揺歯の歯周支持組織の量が多いか少ないかを考え，患者さんの来院ごとに動揺の変化を観察します．

　歯周基本治療に対する歯周組織の反応も，"力"をみつける手がかりになります．プラークコントロールとデブライドメントに取り組んでも，歯周組織に改善の兆しがみられない場合は，"力"が関与している可能性を考えましょう．

　咬合性外傷の診断と治療は歯科医師の仕事です．患者さんのモチベーションの高さ，セルフケアの取り組み方，炎症のコントロールに対する歯周組織の反応などは，歯科医師が咬合性外傷の診断と治療をするうえで役立つ情報になります．歯科衛生士の立場から，根分岐部病変と咬合性外傷の関係，"力"について，何が"力"を発現させているかをよく考えて，患者さんを丁寧に観察するとよいと思います．

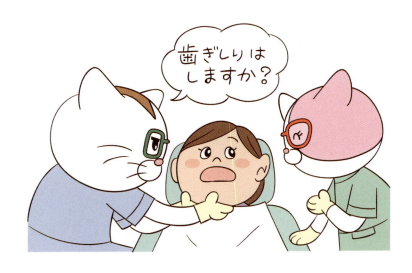

歯科医師が行う"力"の治療

根分岐部病変を治すには，咬合性外傷を生じさせている"力"が大きいか小さいかの診断がとても重要です．"力"が小さい場合と大きい場合とでは，治療方法が異なります[35]．

"力"が小さければ，根分岐部病変は"力"を受け止めている側（歯と歯周組織）の治療によって治る場合があります（p.26参照）．"力"を受け止めている側に対しては，十分な炎症のコントロール，適正な時期に適切な順番での咬合調整，自然挺出，固定などを行います．治療方法と治療順序は，患者さんの全身的な問題や生活背景を考慮して決めることが大切です．

しかし，"力"が大きければ，"力"を受け止めている側の治療に加えて，咬合性外傷を生じさせる"力"そのものを減らす治療が必要です（p.30参照）．

"力"そのものを減らすには，何が"力"を発現させているかを診断する"力"の鑑別診断を行います[36]．"力"を発現するのが，寝ているときのブラキシズム（歯ぎしり）なのか，起きているときのクレンチング（食いしばり）なのか，咀嚼時の咬合力なのか，舌や頰の習癖なのか，義歯のクラスプによるかは鑑別診断で明らかになります．

池田（2014）は，"力"の鑑別の次に"力"の大きさを評価しています．大きな"力"が歯周組織の治癒を妨げている場合は，"力"そのものを減少させる"力"のコントロールが必要です[37]．

睡眠時のブラキシズムが関わっているなら，睡眠時のブラキシズムの評価とコントロールを行います．咀嚼時の咬合力が関わっているのであれば，咀嚼時の咬合力の評価とコントロールを行います．患者さんによってはブラキシズムと咀嚼時の咬合力，両方への対応が必要になると思います．

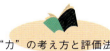

"力"の考え方と評価法，咬合性外傷の治療については，既刊『成功する歯周病治療 歯科衛生士 なにする？どうする？』（医歯薬出版）p.43〜48と『New Concept 治りやすい歯周病と治りにくい歯周病—診断・治療・経過—』（ヒョーロンパブリッシャーズ）p.70〜108を参照してください．

歯科衛生士とEBM

近年，"根拠に基づいた医療（Evidence-Based Medicine：以下EBM）"が重視されています．EBMは，論文などの科学的な根拠を治療方針の決定に役立てます[38]．自分なりにエビデンスの妥当性（対象の選び方，研究の仕方，結果の出し方が信頼できるかどうか）を見直すことはとても大切です．できれば歯科医師と一緒に原文を読み，その内容について検討することをおすすめします．

本書ではNordlandら（1987）の"The effect of plaque control and root debridement in molar teeth. 大臼歯へのプラークコントロールとデブライドメントの効果[39]"という報告をご紹介します．

1. 研究の目的

研究は，プラークコントロールとデブライドメントの効果を大臼歯以外の歯，大臼歯の平滑面，大臼歯の根分岐部について比較するために行われました．

2. 材料・方法

調査対象は少なくとも根分岐部病変がある2本の大臼歯をもつ19人の歯周炎患者さんでした．治療は2名の術者がブラッシング指導とスケーリング・ルートプレーニングを行いました．

大臼歯以外の歯，大臼歯の平滑面，大臼歯の根分岐部の治療に対する治癒の反応を比較するために，3カ月間隔で2,472部位のプラーク指数，プロービング時の出血（BOP），プロービング値，プロービングアタッチメントレベルを2年間診査し，記録しました．記録は初期のプロービング値が3.5mm以下，4.0～6.5mm，7mm以上の3つのグループごとに分析しました．

3. 結果

初期のプロービング値が4mm以上の部位において，大臼歯の分岐部は，大臼歯の平滑面や大臼歯以外の歯と比較すると治療に対する反応がよくありませんでした．

4. 討論

Nordlandらは，根分岐部病変がある大臼歯は歯周治療と管理が最も難しくみえると述べました．そして，この研究では初期に4mmかそれ以上深いプロービング値の大臼歯の根分岐部は，同じ条件のほかの部位と比べてプラークコントロールとデブライドメントへの反応が乏しかったという見解を示しました．

5. 筆者がNordlandらの論文から考えたこと

筆者がこの論文で疑問に感じたのは，次の2点です．
・2名の術者が超音波スケーラーか手用スケーラーを使ってスケーリング・ルートプレーニングを行っていますが，デブライドメントの手技に関する記述が少ない点
・咬合の修正は，歯の動揺による患者さんの不快感を軽減することに限定していた点

そこから，「19名の患者さん各々の体の感受性が違うなかでプラークコントロールとデブライドメントの効果を単純に部位だけで判断してよいのか」，「デブライドメントをする術者の技量によって結果が変わるかもしれない」，「積極的な咬合診査と咬合調整を加えたら大臼歯の根分岐部の反応は違ったかもしれない」と思いました．また，筆者の臨床での経験から，「患者さんの来院頻度を多くしてプラークコントロールをしたらどうなっただろう」と考えました．

エビデンスの一般的な内容が患者さん一人ひとりに当てはまるかどうかは，原文を確かめて考えるのが望ましいと思います．

歯科衛生士とNBM

　人それぞれ歯周病の症状や治り方が異なるように，患者さんは各々の治療についての考え，不安や要望，歯周病にまつわる個人的な体験をおもちです．そのような体験，考え，感じ方を疾患について患者さん自身がもつ"物語り：ナラティブ（Narrative）"と捉える考え方があります[40]．

　本書の症例のなかには，EBMに基づくと外科治療や抜歯の対象になる歯周炎の患者さんがいらっしゃいました．しかし患者さんは，"痛みを伴った過去の治療の体験が忘れられない"ことや"怖くて歯肉を切る治療はできない"と切実に訴え，外科治療を拒否しました．担当歯科医は患者さんの要望を汲みとり，歯周基本治療を主体とした非外科的治療を選択しています（詳しい経過はp.26を参照してください）．

　患者さんの"物語り"は私たちとの対話を通して語られます．患者さんが語る病の体験を共有して，その方の意向を汲む治療法を経験から選び，応じるのが，"物語りと対話に基づく医療（Narrative-Based Medicine：以下NBM）"です[41]．NBMを生み出したのは，EBMの専門家です[42]．EBMとNBMは一対の関係にあり，患者さんのための医療を実践する方法論といわれています．

　医療に関わるうえで忘れてはいけないのは，患者さんをよく理解することです．歯科衛生士は，"科学的な根拠"とあわせて，患者さんの"物語り"を知る立場にあると思います．

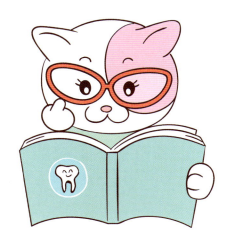

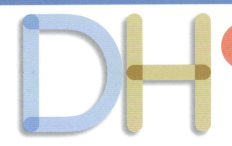

4 根分岐部病変をみつけよう
～プロービングと根分岐部病変の診断

　根分岐部病変をみつけるのに欠かせないのがプロービングです．プロービングには，垂直的プロービングと水平的プロービングがあります[43]．歯周ポケットの深さを測定したり，根分岐部の診査をするプロービング[44]は，歯科医師と歯科衛生士が協力しあい正確かつ客観的に行うのが望ましいと思います．

　根分岐部病変の診断は歯科医師が行いますが，代表的な分類として"水平方向の分類"と"垂直方向の分類"があげられます[45)46)]．本書では『ラタイチャーク　カラーアトラス歯周病学　第3版』，『歯周病学サイドリーダー　第3版』から根分岐部病変の分類をご紹介します．

1－プロービングと歯周ポケットの深さについて

　プロービングによってわかる歯周ポケットの深さには，実際の解剖学的ポケット深さとプローブで測定したポケット深さがあります[47]（**図1-4**）．Listgarten（1980）はそれぞれの深さを，組織学的ポケット深さ/ポケットデプス（pocket depth：以下PD）と臨床的ポケット深さ/プロービングポケットデプス（probing pocket depth：以下PPD）に区別しました[47]．本書での歯周ポケットの深さはPPDをさします．

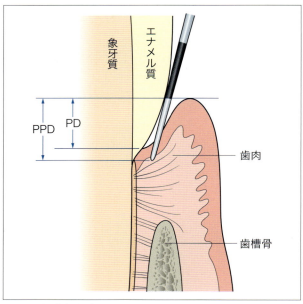

図1-4　組織学的ポケット深さと臨床的ポケット深さ

2—根分岐部病変をみつけるプロービングのポイント

根分岐部病変は垂直的プロービングと水平的プロービングを組み合わせてみつけます．水平方向の歯周ポケットの診査には，根分岐部用のプローブを用います[44]（図1-5）．

①プロービングは，デンタルエックス線写真（以下エックス線写真）と歯肉をよく観察してから行います．
②適切なプローブを選び，毎回同じプローブを使います．
③プローブは執筆法の変法（modified pen grasp）[48]で把持します．歯周ポケット内へは適正な触診圧（10g程度あるいは20g以下）で，歯軸方向に歯根に沿って挿入します[49]．
④プローブを操作するときは固定点を求めます．
⑤歯周ポケット内のプローブの先端は根面に沿わせながら動かします．
⑥歯周ポケットの深い部分を見落とさないように，ウォーキングストロークを行い，歯の全周を測定します[49]（図1-6）．
⑦歯周ポケットの深さを測定するだけでなく，根面に触れたプローブの先端から伝わる振動を指先と指の腹で感じとります．
⑧根分岐部の診査はファーケーションプローブ（furcation probe）を用います．ファーケーションプローブは根分岐部に挿入しやすいように，作業部が彎曲しています．
⑨ファーケーションプローブを根分岐部に沿わせて滑らかに動かします．

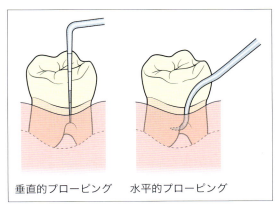

垂直的プロービング　水平的プロービング

図1-5　プロービング

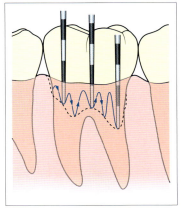

図1-6　プローブの動かし方（ウォーキングストローク）

3 — 根分岐部病変をみつける手順

1 歯の全周を垂直的プロービング

歯の全周の垂直性ポケット[7]（根尖方向に形成した歯周ポケット）を測定します。プローブはウォーキングストロークで操作し、ポケット底部を少しずつプローブの先端でなぞるように移動させて、深い部分を見落とさないようにします[50]。

上顎大臼歯の測定は特に注意を払い、根分岐部の入口付近の垂直性ポケットの深さを正確に測定しましょう。

2 根分岐部の入口の位置を確認

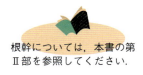
根幹については、本書の第Ⅱ部を参照してください。

一般的に2根の歯の根分岐部の入口は2つ、3根の歯の根分岐部の入口は3つと考えられます。2根の下顎大臼歯の場合、根分岐部の入口は基本的に頬側と舌側にあります。3根の上顎大臼歯の場合は、基本的に近心、頬側の中央付近、遠心に入口があります（図1-7）。

プロービングをするときは、根幹（CEJから根分岐部の入口までの距離）の長さと垂直性ポケットの深さを比べ、根幹の長さよりも垂直性ポケットが深い場合は辺縁歯肉から根分岐部に炎症が広がっている可能性を疑います。

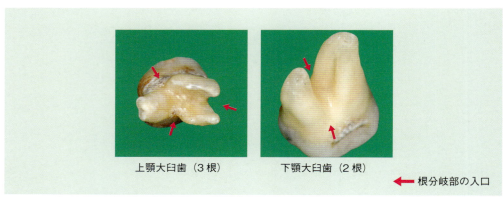

図1-7 一般的な根分岐部の入口（2根と3根）

COLUMN
上顎大臼歯の根幹の平均距離

松本ら（1987）の報告によると、上顎第一大臼歯の根幹の平均距離は4mmです[51]。また、上顎第一大臼歯の根分岐部の入口は、一般的にCEJから根尖に向かって近心約3mm、頬側約3.5mm、遠心約5mmの位置にあると考えられています[52]。垂直的プロービングを行って上顎第一大臼歯の口蓋側近心に4mm以上の歯周ポケットがある場合は、根分岐部病変があるかないかを確認しましょう。

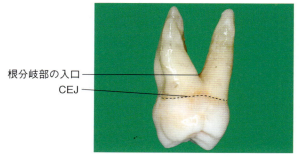

上顎大臼歯の根幹

3 水平的プロービング

　水平方向の歯周ポケットは，根分岐部診断用のファーケーションプローブを使って診査します．プロービングをするときは，エックス線写真を参考にしながらファーケーションプローブを根分岐部に挿入して，内部のどこまで達するかを観察します[44]．ファーケーションプローブの操作は，周囲の垂直性ポケットの深さや触診したときの根面の様子，エックス線写真などの情報をあわせて，歯根や根分岐部を立体的に思い描きながら行いましょう．

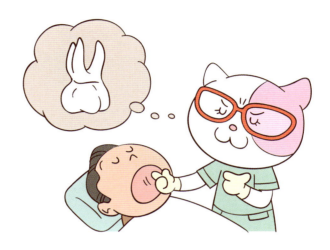

4 歯科医師に報告：根分岐部病変の診査と診断

　根分岐部の診査と根分岐部病変の診断は歯科医師が行います．プロービングで根分岐部病変をみつけた場合は，すみやかに歯科医師に報告しましょう．

　根分岐部病変をみつけるには，大臼歯の解剖学的特徴を知らなくてはいけません．根分岐部の入口の位置や解剖学的形態（歯根の数，根幹の長さ，根分岐部の入口の位置，歯根の広がり具合，エナメル突起の有無など）については第Ⅱ部を参照してください．

COLUMN
プロービングで手がかりをみつけましょう！

　プロービングでは歯周ポケットの深さを測定するのとあわせて，根面の状態（歯石の沈着や根面の凹凸など）や歯肉に炎症があるかないか（辺縁歯肉からの出血，ポケット底部からの出血[53]）などを観察することが大切です．プロービングで得られた情報は，直接目でみることができない歯根や歯槽骨の形態，歯肉と歯槽骨の位置関係などを推察する手がかりになると思います．

4 ― 根分岐部病変の代表的な分類法 ～水平方向の分類と垂直方向の分類

根分岐部病変の診断は各分類に従って行います．

1 Glickman（1958）：水平的分類 [54) 55)] （図1-8）

第Ⅰ級：根分岐部に病変があるが，臨床的・エックス線的に異常を認めない．
第Ⅱ級：根分岐部の一部に歯槽骨の破壊と吸収が認められるが，歯周プローブを挿入しても根分岐部を貫通しない．
第Ⅲ級：根分岐部直下の骨が吸収し，頬舌的あるいは近遠心的に歯周プローブが貫通するが，根分岐部は歯肉で覆われている．
第Ⅳ級：第Ⅲ級の状態に加え，根分岐部が口腔内に露出しており，歯周プローブが貫通する．

2 Hamp ら（1975）：水平的分類 [56)]

水平的なプロービングをもとに重症度をF1～F3に分類します．

F0：水平方向のプロービングデプスは0
F1：水平方向のプロービングデプスは1～3mm
F2：水平方向のプロービングデプスは3mm以上，貫通しない
F3：根分岐部は貫通する（スルーアンドスルー）

3 Lindhe（1983）：水平的分類 [55) 57)] （図1-9）

Ⅰ度：水平的な歯周組織のアタッチメントロスが歯の幅径の1/3以内のもの
Ⅱ度：水平的なアタッチメントロスが歯の幅径の1/3を超えるが，根分岐部を歯周プローブが貫通しないもの
Ⅲ度：完全に根分岐部の付着が破壊され，頬舌的あるいは近遠的に歯周プローブが貫通するもの

4 Tarnow と Fletcher（1984）：垂直的分類 [46) 56)] （図1-10）

根分岐部の天蓋と歯槽骨の骨頂部との間の垂直距離を3段階に分類します．
手術中にのみ確認できます．

A級：垂直性ポケット1～3mm
B級：垂直性ポケット4～6mm
C級：垂直性ポケット7mm以上

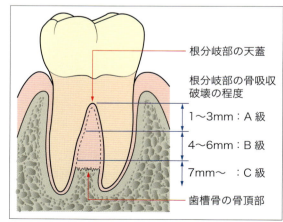

図1-10　Tarnow と Fletcher の分類（1984）[59)]
（加藤 熈：新版　最新歯周病学より）

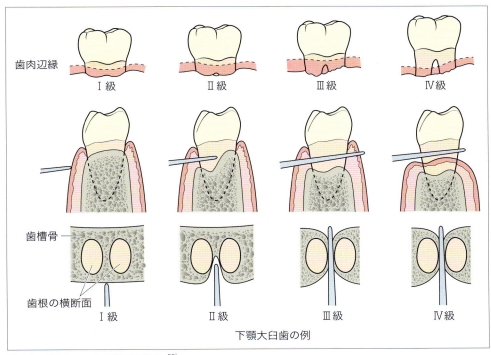

図1-8 Glickmanの分類（1958）[55]

（沼部幸博：歯周病学サイドリーダー 第3版より）

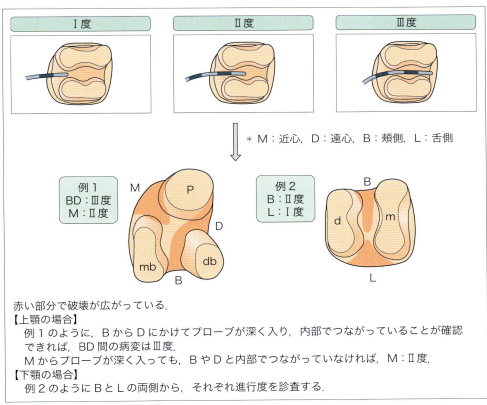

赤い部分で破壊が広がっている．
【上顎の場合】
　例1のように，BからDにかけてプローブが深く入り，内部でつながっていることが確認できれば，BD間の病変はⅢ度．
　Mからプローブが深く入っても，BやDと内部でつながっていなければ，M：Ⅱ度．
【下顎の場合】
　例2のようにBとLの両側から，それぞれ進行度を診査する．

図1-9 Lindheの分類（1983）[58]

（冨岡栄二：治療やメインテナンスが難しい根分岐部病変だからこそ診査力がものをいう！ 歯科衛生士，38：30，2014より）

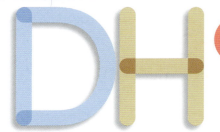

5 根分岐部病変をみつけたら
～深い歯周ポケットが存在する位置の診査

　根分岐部病変をみつけたら，プラークによる炎症で生じているのか，"力"が関わっているのかを考えましょう．

　プラークや歯石は視診や触診で確認できます．しかし，咬合性外傷を生じさせる"力"は，直接目でみたり触ったりすることができません．私たちは歯の動揺やエックス線写真などから，目にみえない"力"の存在を推測しています．

　"力"が関わるかどうかの判定に役立つのが，深い歯周ポケットが存在する位置の診査[60]です．池田（2003）は，炎症が主体の歯周病は隣接部に歯周ポケットが形成され，咬合性外傷の疑いがある場合は頬舌側面に歯周ポケットが形成されると考えています[60) 61)]．

　根分岐部病変をみつけたら，
　①１本の歯の全周を見てどの部位の歯周ポケットが深いのか
　②残存歯を見てどの歯の歯周ポケットが深いのか
に注目しましょう．

1─プロービングチャートについて

　深い歯周ポケットの位置を確認するためには，6点法で測定したPPDを繋げたプロービングチャートをつくるとよいと思います．

　歯周組織検査表にはさまざまな形式がありますが，筆者は各歯のPPDを繋げたチャートをおすすめします．チャートの形によって歯槽骨吸収が水平的に起こっているのか，あるいは垂直的に起こっているのかを考えやすくなると思います．

　チャートが山形の折れ線グラフになるか，平坦な直線グラフになるかを確認して直視できない歯肉縁下の歯槽骨を立体的にとらえましょう（**図1-11**）．

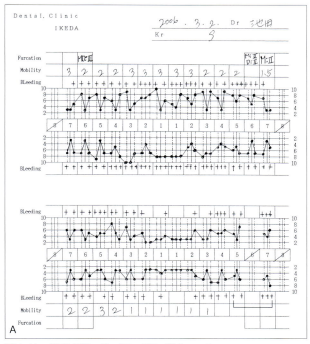
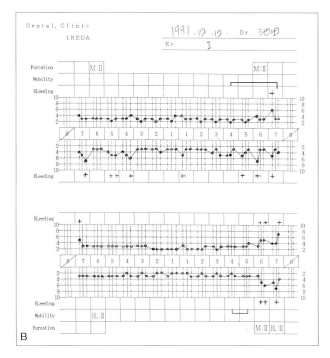

図1-11 筆者が用いるプロービングチャート
A：隣接部のPPDが深いチャート，B：頬側面のPPDが深いチャート

2—深い歯周ポケットが存在する位置の診査

深い歯周ポケットが存在する位置を診査するには，
①隣接部のPPDが深いか
②頬舌側面（頬側口蓋側面）のPPDが深いか
に注目して歯周ポケットの深さを確認します．

プロービングチャートから，
・全顎的に深い歯周ポケットがあるか
・前歯よりも小臼歯に深い歯周ポケットがあるか
・頬側と比べて口蓋側の歯周ポケットが深いか
・大臼歯の深い歯周ポケットや根分岐部病変がどこにあるか
などを読み取ります．

プロービングチャートの見方については既刊『成功する歯周病治療　歯科衛生士なにする？どうする？』（医歯薬出版）p.8〜12と『New Concept　治りやすい歯周病と治りにくい歯周病—診断・治療・経過—』（ヒョーロンパブリッシャーズ）p.17〜20を参照してください．

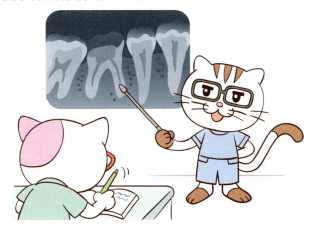

症例 1 隣接部の歯周ポケットが深い症例

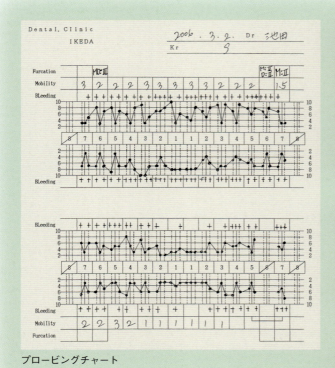

プロービングチャート

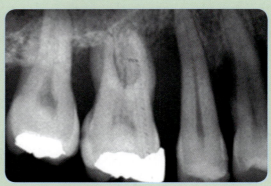

口腔内写真

エックス線写真

症例-1 の所見

- 歯肉表面に強い浮腫性炎症を生じている．
- 全顎的に 5 〜 10mm の歯周ポケットが形成されている．
- 深い歯周ポケットの位置は主に隣接部分．
- 右側臼歯部のエックス線写真で水平性骨吸収が確認できる．
- 根分岐部病変は上顎の大臼歯部の 3 カ所に認められる．
  Lindhe の分類Ⅱ度：左側第一大臼歯，左側第二大臼歯
  Lindhe の分類Ⅲ度：右側第一大臼歯

　主に隣接部に深い歯周ポケットがある場合は，辺縁歯肉の炎症が進行して根分岐部まで及んだために，根分岐部病変が生じた可能性が考えられます．"力"の関与が小さい症例の根分岐部病変は，炎症のコントロール（プラークコントロールとデブライドメント），咬合調整や固定など，"力"を受け止める側の治療によって治る見込みがあると思います．

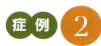
症例 2 頬舌側面の歯周ポケットが深い症例

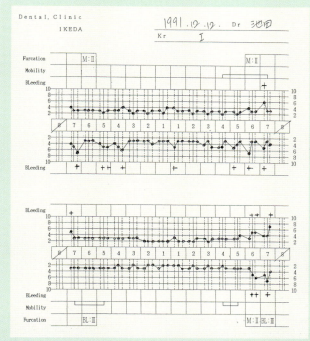

プロービングチャート

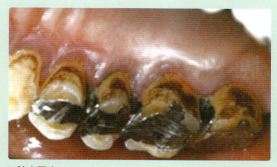

口腔内写真

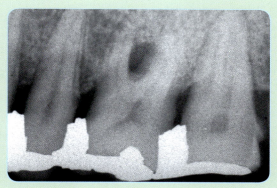

エックス線写真

症例 2 の所見

- 症例1と比較すると歯肉表面に炎症はそれほど生じていない．
- 主に上顎口蓋側と臼歯部に5〜7mmの歯周ポケットが形成されている．
- 深い歯周ポケットの位置は上顎口蓋側，下顎左側大臼歯の頬舌側面．
- 左側臼歯部のエックス線写真で根分岐部病変が確認できる．
- 根分岐部病変は上下顎左右側の大臼歯部の5カ所に認められる．
    Lindheの分類Ⅱ度：上顎右側第一大臼歯・左側第一大臼歯
    　　　　　　　　　下顎左側第一大臼歯
    Lindheの分類Ⅲ度：下顎右側第一大臼歯，下顎左側第二大臼歯

　上下顎左右側の大臼歯に根分岐部病変がある場合は，口腔内を観察して咬合性外傷があるかどうかを確認します．この症例は臼歯部を補綴物で固定され，咬合面には著しい咬耗と摩耗がみられました．

　咬合性外傷がある場合の根分岐部病変は，"力"の影響を受けている可能性が考えられます．"力"の関与が大きい症例の根分岐部病変は，炎症のコントロール，咬合調整や固定などの"力"を受け止める側の治療だけで十分に治らないかもしれません．その場合は"力"のコントロール（p.13参照）が必要になります．

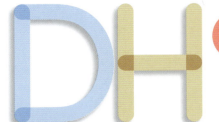

⑥ ケースプレゼンテーション
～炎症のコントロールを主体にするタイプ

  "力"の関与が小さい症例
Lindhe の分類Ⅲ度

症　例：Sさん，女性，36歳	既往歴：全身疾患なし，喫煙習慣なし
初　診：2006年2月	診　断：重度慢性歯周炎
主　訴：右下の奥歯の歯茎が腫れている．	根分岐部病変：16MD：Ⅲ度
現病歴：1年前から歯肉腫脹を繰り返すが，歯科治療への恐怖心から放置していた．	（M：近心，D：遠心，B：頬側，L：舌側）

【2006年：初診】

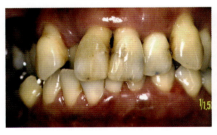 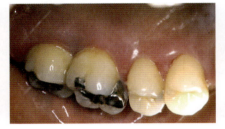 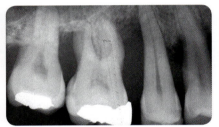

【2010年：SPT】

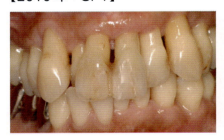 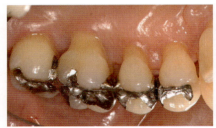 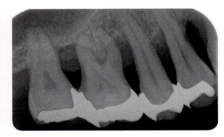

初診時の所見

- 全顎的に歯肉は腫脹し，残存歯の隣接部に5～10mmの歯周ポケットが形成．
- 16のPPDは口蓋側近心7mm，頬側遠心8mm，動揺度は2度．
- エックス線写真で上顎右側臼歯部に水平性骨吸収が認められる．
- 根分岐部病変は上顎左右側臼歯部の3部位に認められる．

■1 非外科的治療の内容（2006～2009年）

（1）プラークコントロール（モチベーションとブラッシング指導）

　Sさんは初診時から「治療が怖い」と訴えられました．モチベーションはカウンセリング技法（傾聴と共感的理解）を使い，Sさんの恐怖心に対応しながら行いました．Sさんは「かめないのを治したい」「痛くないような治療をしてほしい」と言われ，徐々に「歯肉が腫れないようになりたい」「治療は怖いけどよくなりたい」という健康を求める気持ちをお話してくださいました．

　ブラッシング指導は，Sさんがセルフケアの効果を実感することを重視して取り組みました．歯ブラシはBUTLER#211（サンスター社製）を使用し，これまでのブラッシング方法を利用しながら歯面のプラークを取り除く練習を繰り返しました．

　Sさんは1日3回，合計約15分のブラッシングをするようになり，初診から2カ月後に川崎式Plaque control record（以下PCR）は20.7％から6.2％になりました．この時期，プラークコントロールの効果で右側小臼歯部の歯肉からの出血が軽減しました．歯肉腫脹の改善をセルフケアで体験されたSさんは「こういう治療なら続けられると思う」と言われました．

（2）デブライドメント（スケーリング・ルートプレーニング）

　スケーリング・ルートプレーニングは，歯肉表面の炎症が和らぎ，プロービング時の疼痛が感じにくくなった時期に開始しました．「注射針が怖い」というSさんに配慮し，浸潤麻酔はしないでスケーリング・ルートプレーニングを行い，根分岐部病変がある16には，キュレットスケーラーのグレーシー型を使いました．スケーラーを操作するときは，根分岐部の根面に歯石を取り残さないこと，過剰にセメント質を除去しないこと，歯周ポケット内の軟組織を傷つけないことに注意を払いました．

　スケーリング・ルートプレーニング後は，歯周組織の治癒力を促すためにオーラルフィジオセラピー＊[33) 34) 62)]（p.62参照）を行いました．

　上顎右側大臼歯部の歯肉へ歯ブラシ（DENT.EX Systema44M：ライオン社製）を使って，適度な擦過刺激を加えるテクニックを取り入れて，セルフケアの時間は1日約20分になりました．

（3）"力"への対応

　歯周基本治療に対するSさんの歯周組織の反応は良好であり，"力"の関与は小さいと推察されました．担当歯科医は，16，17の咬合調整をして経過を観察し，歯周基本治療後に暫間固定をしました．

　補綴処置の前に歯列不正の矯正歯科治療をすすめましたが，Sさんは「このままで不自由を感じない」と言われたため，16，17の永久固定を行いました．

本症例の詳細は，『重度歯周炎患者に行うオーラルフィジオセラピーの効果について』（2009年発行日本歯周病学会会誌第51巻第2号）p.175～185を参照してください．

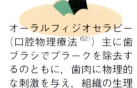

オーラルフィジオセラピー[62)]（口腔物理療法[62)]）主に歯ブラシでプラークを除去するのとともに，歯肉に物理的な刺激を与え，組織の生理代謝の活性化をはかる．自然治癒力を引き出す療法[60)]．

2 SPT：2009〜2015年

　炎症のコントロールを主体にした非外科的治療の効果で，2009年に全顎的なPPDは2〜5mmに改善し，サポーティブペリオドンタルセラピー（以下SPT）に移行しました．SPTは1カ月間隔で行い，2010年に根分岐部病変があった16のPPDは口蓋側近心2mm，頬側遠心2mmに改善しました．この時期，16MDの根分岐部は軟組織で閉鎖されプローブが貫通しなくなりました．また，エックス線写真で根分岐部病変の進行は認められませんでした．

　2011年から，家族の介護のため2〜3カ月のリコールになりました．SさんはBUTLER#211とBUTLER#308 END-TUFT（サンスター社製）の歯ブラシを使用して1日2回，合計約20分間のブラッシングを続けました．2014年のエックス線診査で16の根分岐部病変の再発は認められず，生活歯のまま治療効果を維持しています．

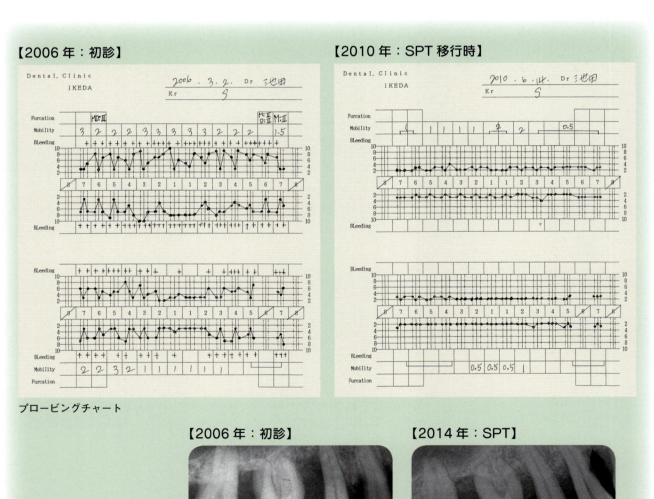

【2006年：初診】　　　【2010年：SPT移行時】

プロービングチャート

【2006年：初診】　　　【2014年：SPT】

エックス線写真

症例から考える治癒力を引き出すスキル

- 患者さんの健康への気持ちをよくお話していただきます．
- モチベーションとブラッシング指導を繰り返して，セルフケアを良好に保ちます．
- 歯周組織の反応をよく観察して，清掃用具の使い方をこまめに見直します．
- キュレットスケーラーを適切に使い，スケーリング・ルートプレーニングをします．
- プローブでまんべんなく根面を探索して，根分岐部を立体的に思い描きます．
- 根分岐部の形態をイメージできたら，使うスケーラーを選びます．
- スケーラーはよくシャープニングします．
- 歯肉縁下の歯石を取り残さないようにします．
- 根面を平滑にして歯肉縁下のプラークの付着を予防します．
- プラークコントロールとデブライドメントのときに，軟組織を傷つけないようにします．

DH 7 ケースプレゼンテーション
～炎症のコントロールと"力"のコントロールをするタイプ

症例 2 "力"の関与が大きい症例
Lindheの分類Ⅱ度

症 例：Iさん，男性，52歳
初 診：1991年11月
主 訴：奥歯でかめない，食事が不自由．
現症歴：2年前に他院で全顎的な補綴治療をしたが，左下臼歯部に咬合痛がありかめない．

既往歴：全身疾患なし，喫煙習慣あり
診 断：慢性歯周炎
根分岐部病変：26M：Ⅱ度
（M：近心，D：遠心，B：頬側，L：舌側）

【1991年：初診】

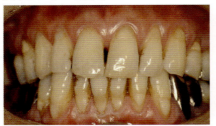 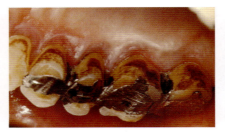 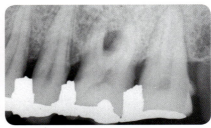

【1996年：SPT】

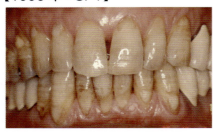 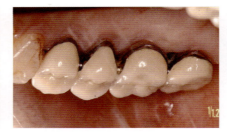 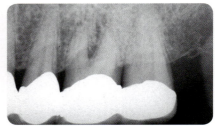

初診時の所見
- 歯肉腫脹は軽度，大臼歯部に5～7mmの歯周ポケット．
- 26のPPDは口蓋側近心7mm，補綴物で固定されている．
- エックス線写真で26の根分岐部に骨透過像が認められる．
- 根分岐部病変は上下顎左右側臼歯部の5部位に認められる．
- 下顎前歯部に"力"が関わると思われる歯肉退縮とクレフト[63]がみられる．
- 臼歯部の咬合面は著しく咬耗し，補綴物の表面に雛壁[64]が認められる．

1 非外科的治療の内容（1991～1996年）
(1) プラークコントロール（モチベーションとブラッシング指導）

　モチベーションは，カウンセリング技法（傾聴と共感的理解）を取り入れて主訴を伺いながら行いました．Iさんは，「とにかくかめない」と訴えられ，お話をしていくなかで「今は不自由を感じているので治したい」という要望や「将来は以前のように歯ごたえのある食事を楽しみたい」という健康を求める気持ちを言われるようになりました．

　Iさんは臼歯部の咬合痛を治したいと考えて自分なりによく磨くようにしていたため，歯肉表面には擦過傷がみられました．ブラッシング指導では，歯肉を傷つけないように歯間部に歯ブラシの毛先を届かせて，プラークを取り除くテクニックを練習しました．あわせて禁煙指導も行いました．

　Iさんは1日2回，合計約10分のセルフケアを続けて，初診から2カ月後にPCRは13.4％から11％になりました．この時期，プラークコントロールの効果で下顎左側臼歯部の咬合痛が和らぎ始め，Iさんはセルフケアの大切さを実感しました．

(2) デブライドメント（スケーリング・ルートプレーニング）

　スケーリング・ルートプレーニングは，プローブで辺縁歯肉を軽く擦過して出血がみられなくなった時期（p.67参照）から開始しました．キュレットスケーラーはユニバーサル型とグレーシー型の両方を使いました．根分岐部病変がある 26 は歯根の離開度（p.42参照）は大きく，スケーラーの刃部を根分岐部に届かせやすい形態でした．

　スケーリング・ルートプレーニング後は，歯ブラシ（BUTLER#211：サンスター社製）の毛先を使って根分岐部の入口付近のプラークを取り除くテクニックを指導しました．

(3) "力"への対応

　初診時の所見においてIさんには"力"の関与が疑われました．また，不良補綴物除去後に製作した臼歯部の暫間被覆冠は頻繁に脱離しました．

　歯周基本治療後，26 の根分岐部病変に改善の兆しがみられないことから，担当歯科医は咬合性外傷が大きいと診断し，"力"の発現にブラキシズム（歯ぎしり）が関わっていると推察しました．

　"力"の治療を行うために，担当歯科医は"力"の影響をIさんに説明し，"力"への対策[65]の重要性を認識していただきました．次にIさん自身が昼間にかみしめや食いしばりをしていないかを自己観察しました．加えて，夜の睡眠時に全顎型のオクルーザルスプリント（以下スプリント）を使用していただき，ブラキシズムの強さを評価しました．

　Iさんのスプリントの咬合面には，粗糙で白く濁り深くえぐれたファセット*[65] が現れました．担当歯科医はスプリントの表面上に現れたファセットから，ブラキシズムの強さを"強い"と評価しました．

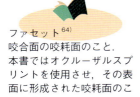
ファセット[64]
咬合面の咬耗面のこと．本書ではオクルーザルスプリントを使用させ，その表面に形成された咬耗面のことをさす．

本症例の詳細は，『New Concept　治りやすい歯周病と治りにくい歯周病—診断・治療・経過—』（ヒョーロンパブリッシャーズ）p.140～146 を参照してください．

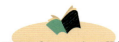

睡眠時ブラキシズムの評価と自己暗示法の詳細は，『New Concept 治りやすい歯周病と治りにくい歯周病―診断・治療・経過―』（ヒョーロンパブリッシャーズ）p.88〜101 を参照してください．

Iさんは，昼間の自己観察と夜間睡眠時に使用したスプリントのファセットを観察し，ブラキシズムを行っていることを自覚しました．"力"の鑑別診断と"力"の大きさの評価後に，担当歯科医は"力"そのものを減少させる治療[65]を行いました．

Iさんは担当歯科医の指導のもとに，強いブラキシズムを減少させる自己暗示法[65]を実践し，自己暗示療法[66]の効果でブラキシズムの強さは"弱い"程度に減少しました．

ブラキシズムのコントロールに取り組み，臼歯部の暫間被覆冠は破損しなくなり，1996 年に 24，25，26，27 の永久固定を行いました．

2 SPT（1996〜2005 年）

炎症と"力"のコントロールの効果で，1996 年に全顎的な PPD は 2〜5mm に改善し，SPT に移行しました．SPT は 1 カ月間隔で行い，根分岐部病変があった 26 の口蓋側近心の PPD は 4mm になりました．この時期，26M の根分岐部の入口は軟組織で覆われ，エックス線診査で根分岐部病変の改善が確認できました．セルフケアは歯ブラシ（BUTLER#311：サンスター社製）のみを使用していました．

2003 年に I さんが札幌から東京へ転居したため，リコール間隔が 3 カ月になりました．リコール期間を考慮して，臼歯部連結冠の歯間部に細めの歯間ブラシ（PROSPEC INTERDENTAL BRUSH II SPARE Small：ジーシー社製）の使用をおすすめし，I さんは 1 日 2 回，合計約 10 分間のセルフケアを続けました．

SPT 期間中も自己暗示療法の効果は維持され，ブラキシズムの強さは"小さい"程度にコントロールされました．2005 年のエックス線診査で 26 の根分岐部病変の再発は認められず，口蓋側近心の PPD は 4mm に保たれました．

症例から考える治癒力を引き出すスキル

- 炎症と"力"のコントロールは，歯科医師と歯科衛生士が協働して行います．
- プラークコントロールとデブライドメントに対する歯周組織の反応が乏しい場合は，"力"の関与を考えます．
- 咬合性外傷の診断と治療は歯科医師が行います．歯科衛生士は咬合性外傷があるかどうかの見極めに必要な情報を歯科医師へ伝えます．
- 患者さんから歯ぎしりや食いしばりの自覚があると伺った場合は，歯科医師へ報告します．
- 患者さんを観察して，ブラキシズムが疑われる徴候[64]（歯の摩耗や咬耗，補綴物表面に現れる雛壁，骨隆起など）があるかを整理します．
- "力"の関与が大きい患者さんの場合は，"力"そのものの治療（p.13 参照）の必要性を考えます．

【1991年：初診】　　　　　　　　　【2005年：SPT】

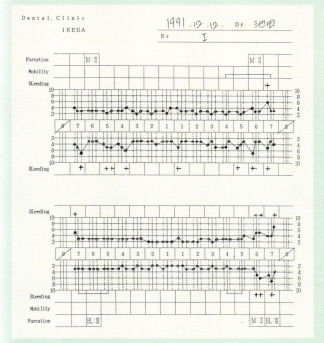
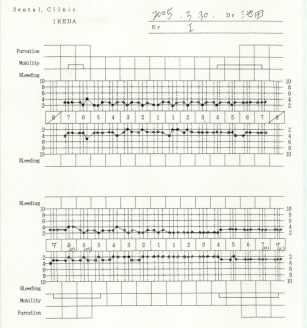

プロービングチャート

【1991年：初診】　　　　　【2005年：SPT】

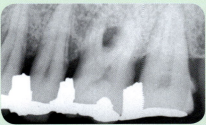
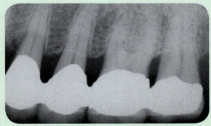

エックス線写真

I 参考文献

1) 特定非営利活動法人日本歯周病学会：歯周病の診断と治療の指針2007．医歯薬出版，東京，2007, 1-5．
2) 特定非営利活動法人日本歯周病学会：歯周病の診断と治療の指針2007．医歯薬出版，東京，2007, 6-7．
3) 特定非営利活動法人日本歯周病学会：歯周病学用語集　第2版．医歯薬出版，東京，2013, 2．
4) 野口俊英，林潤一郎：慢性疾患としての歯周病へのアプローチ　患者さんの生涯にわたるQOLに貢献するために．医歯薬出版，東京，2014, 4-5．
5) 池田雅彦，佐藤昌美，鴨原康子：成功する歯周病治療　歯科衛生士　なにする？どうする？．医歯薬出版，東京，2003, 3．
6) 特定非営利活動法人日本歯周病学会：歯周病の検査・診断・治療計画の指針2008．医歯薬出版，東京，2008, 4．
7) 加藤熈：新版　最新歯周病学．医歯薬出版，東京，2011, 256-257．
8) Ross IF, Thompson RH Jr：Furcation involvement in maxillary and mandibular molars. J Periodontol. 51 (8)：450-454, 1980.
9) Hirschfeld L, Wasserman B：A long-term survey of tooth loss in 600 treated periodontal patients. J Periodontol. 49 (5)：225-37, 1978.
10) McFall WT Jr：Tooth loss in 100 treated patients with periodontal disease. A long-term study. J Periodontol. 53 (9)：539-549, 1982.
11) 特定非営利活動法人日本歯周病学会：歯周病の診断と治療の指針2007．医歯薬出版，東京，2007, 6-8．
12) Gher MW Jr, Dunlap RW：Linear variation of the root surface area of the maxillary first molar. J Periodontol. 56 (1)：39-43, 1985.
13) 仲谷寛，清信浩一，大澤銀子，高柳峰子：スケーリング＆ルートプレーニング．学建書院，東京，2006, 13-14．
14) Fermin A., Jr. Carranza：原 耕二（監訳）：グリックマン臨床歯周病学　第6版．西村書店，新潟，1993, 884．
15) 特定非営利活動法人日本歯周病学会：歯周病学用語集　第2版．医歯薬出版，東京，2013, 26．
16) 加藤熈：新版　最新歯周病学．医歯薬出版，東京，2011, 53-60．
17) 特定非営利活動法人日本歯周病学会：歯周病の診断と治療の指針2007．医歯薬出版，東京，2007, 6-7, 21-23．
18) Jan Lindhe, Thorkild Karring, Niklaus P. Lang：岡本 浩（監訳）：Lindhe　臨床歯周病学とインプラント—第3版—〔基礎編〕．クインテッセンス出版，東京，1999, 279．
19) 池田雅彦，池田和代，佐藤昌美：非外科的歯周治療—長期症例をもとに単根歯・根分岐部病変・歯肉退縮への適応と効果を考える—．日歯周誌，56 (1)：57-64, 2014．
20) 財団法人ライオン歯科衛生研究所：新しい健康科学への架け橋　歯周病と全身の健康を考える．医歯薬出版，東京，2004, 144-153．
21) 特定非営利活動法人日本歯周病学会：歯周病の診断と治療の指針2007．医歯薬出版，東京，2007, 8-9．
22) 沼部幸博：歯周病学サイドリーダー　第3版．学建書院，東京，2008, 40-41．
23) 特定非営利活動法人日本歯周病学会：歯周病の診断と治療の指針2007．医歯薬出版，東京，2007, 27-28．
24) 梶田昭：医学の歴史．講談社，東京，2003, 58．
25) 梶田昭：医学の歴史．講談社，東京，2003, 60．
26) Dieter Jetter：山本俊一（訳）：西洋医学史ハンドブック．朝倉書店，東京，1996, 67．
27) 塚田邦夫：やさしくわかる創傷・褥創ケアと栄養管理のポイント—栄養士，コ・メディカルのための基礎から臨床の実際まで—第1版．フットワーク出版社，東京，2001, 24．
28) 塚田邦夫：やさしくわかる創傷・褥創ケアと栄養管理のポイント—栄養士，コ・メディカルのための基礎から臨床の実際まで—第1版．フットワーク出版社，東京，2001, 24-31．

29) 夏井　睦：これからの創傷治療．医学書院，東京，2003，6-25．
30) 水原章浩：傷の正しい治し方―創傷から褥瘡のラップ療法―．金原出版，2005，11-21．
31) 塚田邦夫：やさしくわかる創傷・褥創ケアと栄養管理のポイント―栄養士，コ・メディカルのための基礎から臨床の実際まで―第1版．フットワーク出版社，東京，2001，16-23．
32) 水原章浩：傷の正しい治し方―創傷から褥瘡のラップ療法―．金原出版，2005，16-17．
33) Henry M. Goldman, D. Walter Cohen：Periodontal therapy, fifth edition, Mosby, Saint louis, 1973, 427-445.
34) 佐藤昌美：重度歯周炎患者へ行うオーラルフィジオセラピーの効果について．日歯周誌，51(2)：175-185，2009．
35) 池田雅彦：New Concept　治りやすい歯周病と治りにくい歯周病―診断・治療・経過―．ヒョーロン・パブリッシャーズ，東京，2011，96-97．
36) 池田雅彦，池田和代，佐藤昌美：非外科的歯周治療―長期症例をもとに単根歯・根分岐部病変・歯肉退縮への適応と効果を考える―．日歯周誌，56（1）：57-64，2014．
37) 池田雅彦：New Concept　治りやすい歯周病と治りにくい歯周病―診断・治療・経過―．ヒョーロン・パブリッシャーズ，東京，2001，98-103．
38) 特定非営利活動法人日本歯周病学会：歯周病学用語集　第2版．医歯薬出版，東京，2013，10．
39) Nordland P, Garrett S, Kiger R, Vanooteghem R, Hutchens LH, Egelberg J：The effect of plaque control and root debridement in molar teeth. J Clin Periodontol. 14（4）：231-236, 1987.
40) トリシャ グリーンハル，ブライアン ハーウィッツ編：斎藤清二，岸本寛史，山本和利（監訳）：ナラティブ・ベイスト・メディスン　臨床における物語りと対話．金剛出版，東京，2001，3-28．
41) 斎藤清二，岸本寛史：ナラティブ・ベイスト・メディスンの実践．金剛出版，東京，2003，13．
42) 斎藤清二，岸本寛史：ナラティブ・ベイスト・メディスンの実践．金剛出版，東京，2003，21-30．
43) 特定非営利活動法人日本歯周病学会：歯周病学用語集　第2版．医歯薬出版，東京，2013，80．
44) 加藤　熈，篠田　登：歯科衛生士教本　歯周療法．医歯薬出版，東京，1989，45-47．
45) E. S. コーエン（鴨井久一（監訳）：コーエン　審美再建歯周外科カラーアトラス―第3版―．西村書店，東京，2009，222-223．
46) 岡本　浩：根分岐部病変アトラス―症例から学ぶ最新の歯周治療．医歯薬出版，東京，1999，42-44．
47) Jan Lindhe, Thorkild Karring, Niklaus P. Lang：岡本　浩（監訳）：Lindhe　臨床歯周病学とインプラント　第4版　［臨床編］．クインテッセンス出版，東京，2005，447-448．
48) 加藤　熈：新版　最新歯周病学．医歯薬出版，東京，2011，136．
49) Esther M. Wilkins：石川達也（校閲），布施祐二，眞木吉信，松井恭平，松崎　晃（監訳）：歯科衛生士の臨床　原著第9版．医歯薬出版，東京，2008，240-242．
50) 沼部幸博：歯周病学サイドリーダー　第3版．学建書院，東京，2008，114-115．
51) 松本清一，小路口研治，川浪雅光，前沢和宏，向中野宏，岩並知敏，加藤　熈：上顎第一大臼歯根分岐部形態の定量的観察．日歯保誌，30：698-705，1987．
52) Jan Lindhe, Thorkild Karring, Niklaus P. Lang：岡本　浩（監訳）：Lindhe 臨床歯周病学とインプラント　第4版　［臨床編］．クインテッセンス出版，東京，2005，764-766．
53) 鴨井久一，仲谷　寛：ルートプレーニングの臨床―その理論とテクニック―第1版．学建書院，東京，1998，35-39．
54) Fermin A., Jr. Carranza：原　耕二（監訳）：グリックマン臨床歯周病学　第6版．西村書店，新潟，1993，878-870．
55) 沼部幸博：歯周病学サイドリーダー　第3版．学建書院，東京，2008，72．
56) Herbert F. Wolf, Edith M. Rateitschak, Klaus H. Rateitschak：日本臨床歯周病学会（訳）：ラタイチャーク カラーアトラス歯周病学　第3版．永末書店，東京，2008，383．
57) Hamp SE, Nyman S：Treatment of furcation involved teeth. In：Lindhe J, Textbook of clinical periodontology, 1st edition, Munksgaard, Copenhagen, 1983, 433-450.

58) 冨岡栄二：治療やメインテナンスが難しい根分岐部病変だからこそ診査力がものをいう！ 歯科衛生士, 38：21-38, 2014.
59) 加藤 煕：新版 最新歯周病学. 医歯薬出版, 東京, 2011, 259.
60) 池田雅彦, 佐藤昌美, 鴫原康子：成功する歯周病治療 歯科衛生士 なにする？どうする？. 医歯薬出版, 東京, 2003, 8-12, 23.
61) 池田雅彦：New Concept 治りやすい歯周病と治りにくい歯周病―診断・治療・経過―. ヒョーロン・パブリッシャーズ, 東京, 2011, 2-3, 19.
62) Henry M. Goldman, D. Walter Cohen：石川 純, 佐藤徹一郎（監訳）：ゴールドマン＆コーエン歯周治療学 5th edition. 医歯薬出版, 東京, 1979, 437-456.
63) 特定非営利活動法人日本歯周病学会：歯周病学用語集 第2版. 医歯薬出版, 東京, 2013, 22.
64) 池田雅彦, 佐藤昌美, 鴫原康子：成功する歯周病治療 歯科衛生士 なにする？どうする？. 医歯薬出版, 東京, 2003, 58-60.
65) 池田雅彦：New Concept 治りやすい歯周病と治りにくい歯周病―診断・治療・経過―. ヒョーロン・パブリッシャーズ, 東京, 2011, 96-101.
66) 池田雅彦, 佐藤昌美, 鴫原康子：成功する歯周病治療 歯科衛生士 なにする？どうする？. 医歯薬出版, 東京, 2003, 62-63.

II 挑戦に必要な知識の部

根分岐部病変の治療には大臼歯と根分岐部についての知識が必要です．
歯科衛生士におすすめの歯周治療に関する書籍をあわせてご紹介します．

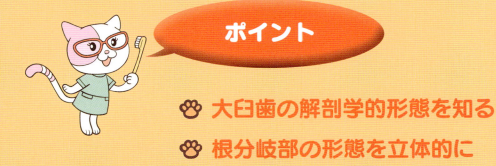

ポイント

🐾 大臼歯の解剖学的形態を知る
🐾 根分岐部の形態を立体的に理解する

DH① 大臼歯の解剖学的形態の知識

根分岐部病変のプラークコントロールとデブライドメントに取り組むために，大臼歯の解剖学的形態を理解しましょう．本書は，藤田ら（1976）と高橋ら（1998）による『歯の解剖学』，コーエン（2009）の『審美再建歯周外科カラーアトラス第3版』を参考にして，上下顎第一大臼歯の一般的な解剖学的形態を整理します．

1─大臼歯について （図2-1，2）

　歯の主な役割は食物の摂取です[1]．人間の歯はそれぞれに特有な形を備えています．口腔内の後ろに位置する大臼歯は，食物をかみ砕いたり，すりつぶす働きをしています．大臼歯の咀嚼能力はすべての歯のなかで最も強く，第一大臼歯が失われた場合は，全咀嚼能力の約20％が失われると考えられています[2]．
　1本の根を有する歯を単根歯，2本以上の根を有する歯を複根歯あるいは多根歯といいます．歯冠から続く歯頸側から複根歯（多根歯）のそれぞれの歯根は一般的に分岐しています．歯冠から続く歯頸部でそれぞれの歯根が融合している部分を根幹といいます[3]．根分岐部は複根歯（多根歯）の根間の解剖学的領域をさします[4]．

歯　　冠：表面がエナメル質で覆われている口腔内に露出した部分[5]
歯　　根：歯冠の下の部分で，歯槽の中に埋まっている
　　　　　表面はセメント質で包まれている[5]
歯　　頸：歯冠と歯根の移行部の狭窄している部分[5]
歯頸線：歯頸におけるエナメル質とセメント質の境界線[5]
根　　尖：歯根の先端
根　　幹：セメント－エナメル境（CEJ）から根分岐部までの部分[6]
根分岐部の入口：根幹と歯根の間の結合する部分[6]（図2-3）
　　　　　　　それぞれの歯根が分岐する入口です．

2─大臼歯の歯冠，歯根，歯頸線，根幹，根分岐部について [3],[6] （図2-3）

1 歯　冠

　一般的に大臼歯の歯冠は立方体かそれに近い形をしています[7]．

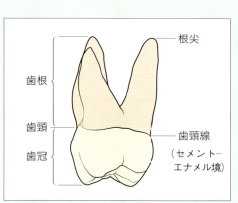
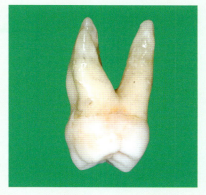

図 2-1　大臼歯の形態（上顎第一大臼歯）

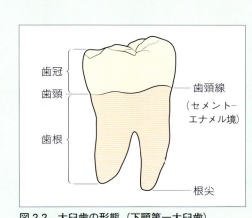
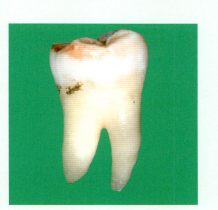

図 2-2　大臼歯の形態（下顎第一大臼歯）

2 歯　根[8]

　一般的に上顎大臼歯は3本，下顎大臼歯は2本の歯根を有しています（3根の場合もあり）．歯根の形態は原則として円錐形で，やや頬舌的か近遠心的に圧平されています[3]．歯根は後方の歯ほど分岐する位置が根尖よりに移動する傾向があり，根の癒合がみられることもあります．

3 歯頸線[8) 9)]

　歯冠と歯根の境界線，エナメル質とセメント質の境目です．頬側と舌側では，一般的に歯頸線の中央部が歯根方向に突出しています．

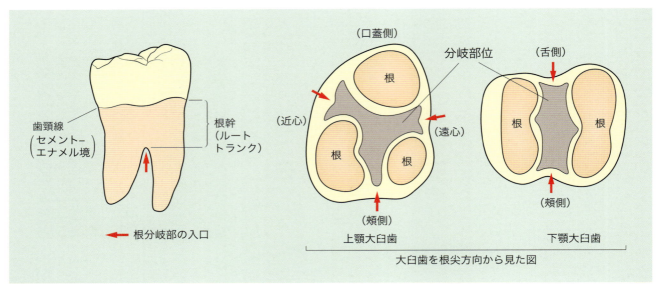

図 2-3 各部位の名称[6) 9)]

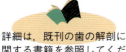

詳細は，既刊の歯の解剖に関する書籍を参照してください．

4 根幹（ルートトランク）[6) 8) 9)]（図 2-3）

歯冠から続く歯頸部で，セメント質とエナメル質の境目から根分岐部の入口までの部分です．

5 根分岐部[4)]（図 2-3）

複根歯（多根歯）の根間の解剖学的領域です．

3─第一大臼歯の歯根について

第一大臼歯は，大臼歯の基本形態を備えている歯です[2)]．根分岐部の形態を立体的に知るために必要と思われる大臼歯の歯根の解剖学的特徴を挙げます．

1 上顎大臼歯の歯根[8)]（図 2-4）

一般的に歯根は 3 根です．頬側に近心頬側根と遠心頬側根の 2 本，口蓋側に口蓋根が 1 本あります．

根分岐部の入口（開口部）は，頬側の開口部，近心の開口部，遠心の開口部の 3 カ所です．

頬側根は近遠心的に圧平された形をしています．

口蓋根は一般的に 3 根のなかで一番長く，頬舌的にやや圧平された形をしています．

2 下顎大臼歯の歯根[11)]（図 2-5）

一般的に歯根は 2 根ですが，3 根の場合もあります．近心根と遠心根が 1 本ずつあり，ときに遠心根が舌側に分岐して遠心舌側根を出します（約 30％）．

2 根の場合は，根分岐部の入口は 2 カ所です．3 根の場合は根分岐部の入口は頬側

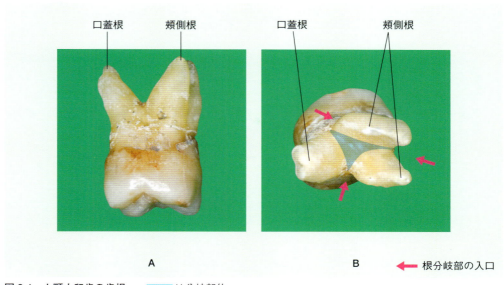

図2-4　上顎大臼歯の歯根　　　は分岐部位

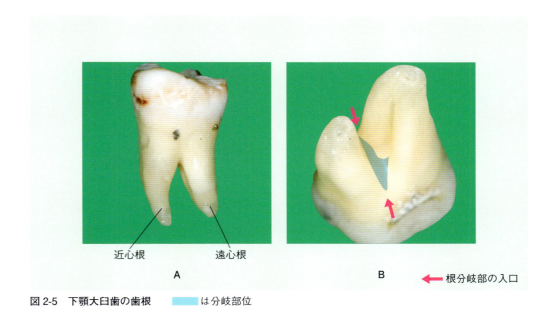

図2-5　下顎大臼歯の歯根　　　は分岐部位

の開口部，舌側の開口部，遠心の開口部の3カ所です．
　近心根と遠心根は近遠心的に圧平された形をしています．

4-根幹（ルートトランク）(図2-6)

　根幹はセメント-エナメル境（以下 CEJ）から根分岐部までの距離[12]をさし，ルートトランクともよばれます．根幹の長さは根分岐部病変のなりやすさや治り方に影響すると考えられています[13]．
　根幹の長さは同じ歯でも部位によって異なります．

> ### COLUMN
> ### ルートトランクについての報告
>
> GherとVerninoら（1980）は，上顎第一大臼歯の根分岐部の入口は，CEJから計測して近心3mm，遠心4mm，頬側5mmに位置していたと報告しています．下顎第一大臼歯の根分岐部の入口は，CEJから頬側3mm，舌側4mmに位置していました[14]．江澤ら（1987）は，日本人の上顎第一大臼歯の歯根は頬側と近心はCEJから6mm，遠心はCEJから6.5mmの位置で分岐したと報告しています[15]．下顎第一大臼歯のルートトランクは，前澤ら（1984）の研究で頬側が舌側よりも短いことが示されています[16]．

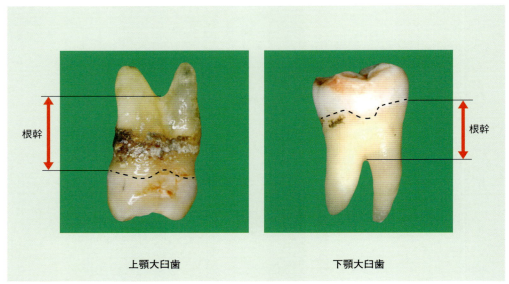

図2-6　根幹（ルートトランク）

5─根の離開度（分岐幅）

離開度（divergence）は，2根間の距離をさします[12]．分岐幅とも訳されます[6]．根の離開度は各歯根が分岐する角度によって異なります．歯根間分岐の角度は分離度（degree of separation）[12]，あるいは分岐度[6]とよびます．

一般的に同じ歯でも各根によって離開度はさまざまです．上顎大臼歯の頬側2根の離開度が小さい場合は，2根はほぼ平行しているかわずかに離開する程度になります．しかし，口蓋側に斜めに向かって分岐している口蓋根と頬側根の離開度は，頬側2根の間よりも大きくなります[10]（**図2-7**）．

根の離開の程度が小さくなると根分岐部の入口の幅は狭くなると考えられています[13]．

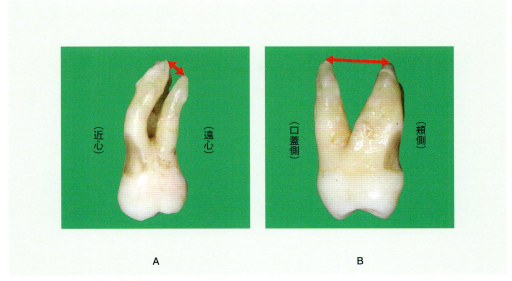

図 2-7　同一歯の歯根の離開度
A：頰側根の離開度，B：頰側根と口蓋側根の離開度

COLUMN
根分岐部の入口とスケーラーの刃部の幅について

　Bower（1979）は，上下顎の大臼歯の根分岐部の入口の幅を測定して，一般的に使われるキュレットスケーラーの刃部（ブレード）の幅と比較しています[17]．キュレットの刃部の幅は 0.75〜1.10mm でしたが根分岐部の 58% はキュレットの刃部の幅よりも狭いと報告されました．

　測定結果から，キュレットの刃部が根分岐部に入らないように感じてしまうかもしれません．しかし，すべての入口の幅が狭いということではありません．筆者は根の離開度にあわせて，短く小さめの刃部，やや細めの刃部のスケーラーを選び対応しています（第Ⅲ部参照）．

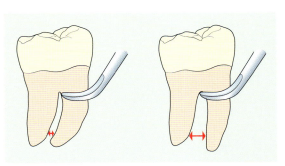

下顎大臼歯の根の離開度とキュレットスケーラーの刃部の幅
離開度が狭いとキュレットスケーラーの刃部が入りにくい

6 — 根面溝 (図2-8)

　根面溝は歯根面にみられる陥凹です．Bower（1979）によると根分岐部に面した根面の陥凹は，上顎第一大臼歯は近心頬側根に94％，遠心頬側根に31％，口蓋根に17％認められました[18]．日本人の下顎第一大臼歯を観察した前澤ら（1984）は，根分岐部に面する根面溝の出現頻度を近心根97％，遠心根64％と報告しています[16]．

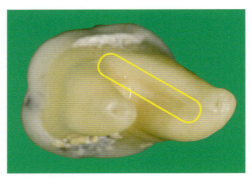

図2-8　根面溝

COLUMN
根面の溝や陥凹からのプラークや汚染物質の除去

　根面の溝や陥凹からプラークや汚染物質を除去するうえで大切なのは，歯ブラシやスケーラーの使い方です．筆者はできるだけ根面に沿わせるように，歯ブラシの毛先のどの部分を根の凹みにあてるか，スケーラーの刃部のどの部分を使って根面の溝のスケーリング・ルートプレーニングをするかを考えて，自分なりに工夫しています（第Ⅲ部参照）．

---

7 — その他の特色のある形態

1 エナメル突起[19]（図2-9）

　歯冠のエナメル質がCEJから根分岐部に向かって伸びた突起をさします．一般的にエナメル突起が発育すると，複根歯（多根歯）の根分岐部の中に侵入すると考えられています．

2 エナメル真珠[19]（図2-10）

　歯根の表面に出現する1〜3mmの大きさの球形の真珠に似た滑沢な隆起をさします．

3 根間稜 [13]

下顎大臼歯の根分岐部天蓋部（根分岐部の天井部）にみられる近心根と遠心根を結ぶ張り出した隆起をさします．石井ら（1982）の調査では，日本人の下顎第一大臼歯54本のうちの75.9％に根間稜が観察されました[20]．

4 根の癒合（図2-11）

後方の歯の歯根は癒合する傾向があるといわれています[21]．

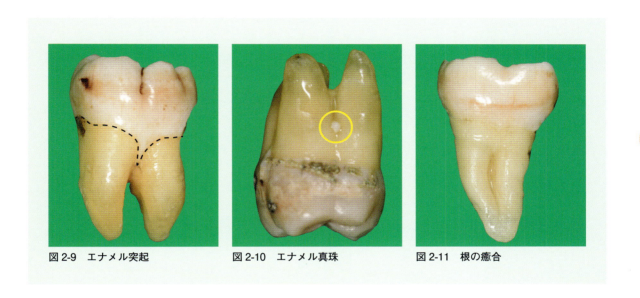

図2-9　エナメル突起　　図2-10　エナメル真珠　　図2-11　根の癒合

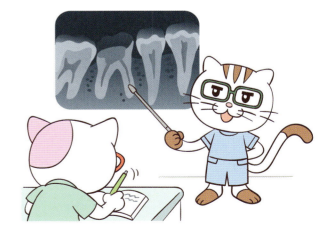

8─解剖学的な根分岐部用語 (図2-12, 13)

詳しい解説は『コーエン審美再建歯周外科カラーアトラス 第3版』（西村書店）p.220〜221を参照してください．

本書 Carnevale ら（2003）らが記した根分岐部の学術用語[6]の一部を紹介します．

❶根幹部：CEJ から根分岐部まで
❷歯根部：根分岐部より下部の歯根
❸根分岐部：歯根間部位
❹根分岐部天蓋部：根分岐部の天井部
❺根分岐部の入口：根幹部と歯根部の間の結合点
❻歯根の分岐度：歯根間分岐の角度
❼歯根の分岐幅：歯根間の距離

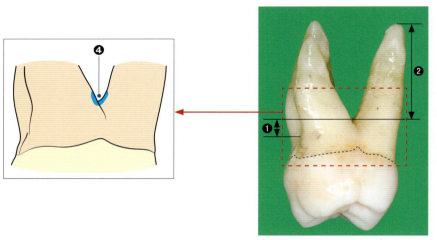
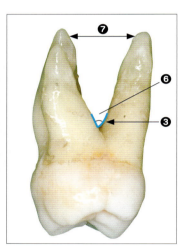

図 2-12　上顎第一大臼歯[6]

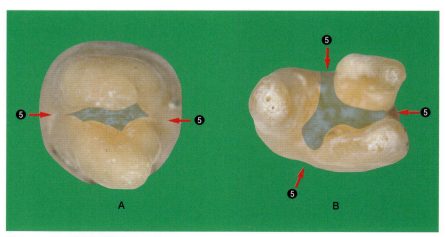

図 2-13　根分岐部の開口部と分岐部位
A：下顎大臼歯．B：上顎大臼歯．　　は分岐部位　←根分岐部の開口部

II 参考文献

1) 藤田恒太郎, 桐野忠大：歯の解剖学 第21版. 金原出版, 東京, 1976, 2.
2) 酒井琢郎, 高橋和人：歯科衛生士教本 口腔解剖. 医歯薬出版, 東京, 1984, 134–135.
3) 酒井琢郎, 高橋和人：歯科衛生士教本 口腔解剖. 医歯薬出版, 東京, 1984, 96-97.
4) Esther M. Wilkins：石川達也（校閲）, E 布施祐二, 眞木吉信, 松井恭平, 松崎 晃（監訳）：歯科衛生士の臨床 原著第9版. 医歯薬出版, 東京, 2008, 664.
5) 藤田恒太郎, 桐野忠大：歯の解剖学 第21版. 金原出版, 東京, 1976, 3, 17.
6) E. S. コーエン：鴨井久一（監訳）：コーエン 審美再建歯周外科カラーアトラス―第3版―. 西村書店, 東京, 2009, 220–222.
7) 藤田恒太郎, 桐野忠大：歯の解剖学 第21版. 金原出版, 東京, 1976, 63.
8) 高橋和人, 野坂洋一郎, 古田美子, 若月英三, 金澤英作：図説歯の解剖学 第2版. 医歯薬出版, 東京, 1998, 22, 66–68.
9) 沼部幸博, 貴島佐和子, 土屋和子：月刊「デンタルハイジーン」別冊 歯周病を治すSRP できる歯科衛生士のスキルと知識. 医歯薬出版, 東京, 2014, 22.
10) 酒井琢郎, 高橋和人：歯科衛生士教本 口腔解剖. 医歯薬出版, 東京, 1984, 140.
11) 高橋和人, 野坂洋一郎, 古田美子, 若月英三, 金澤英作：図説歯の解剖学 第2版. 医歯薬出版, 東京, 1998, 80.
12) Jan Lindhe, Thorkild Karring, Niklaus P. Lang：岡本 浩（監訳）：Lindhe 臨床歯周病学とインプラント 第4版［臨床編］. クインテッセンス出版, 東京, 2005, 763-765.
13) 岡本 浩：根分岐部病変アトラス 症例から学ぶ最新の歯周治療. 医歯薬出版, 東京, 1999, 28–37.
14) Marlin E. Gher, Arthur R. Vernino：Root Morphology—Clinical significance in pathogenesis and Treatment of periodontal Disease. J Am Dent Assoc, 101(4)：627-633, 1980.
15) 江澤敏光, 佐藤真一, 伊野部哲也, 及川眞恵, 仁田仁美, 村井正大：日本人永久歯根形態に関する研究：第1報 上顎第一大臼歯. 日歯周誌, 29(3)：871-879, 1987.
16) 前沢和宏, 川浪雅光, 小路口研治, 土佐茂之, 石川 純：根分岐部病変の診査に関する研究：下顎第1大臼歯の解剖学的観察と分岐部探針の適合性の検討. 日歯周誌, 26(1)：110-123, 1984.
17) Bower RC：Furcation morphology relative to periodontal treatment. Furcation entrance architecture. J Periodontol, 50(1)：23-27, 1979.
18) Bower RC：Furcation morphology relative to periodontal treatment. Furcation root surface anatomy. J Periodontol, 50(7)：366-374, 1979.
19) 高橋和人, 野坂洋一郎, 古田美子, 若月英三, 金澤英作：図説歯の解剖学 第2版. 医歯薬出版, 東京, 1998, 151-152.
20) 石井直美, 益子 丈, 鈴木 賢, 宮下 元, 長谷川紘司：歯周治療に関係する下顎第一大臼歯の諸形質の相互関係. 日歯周誌, 24(3)：467-475, 1982.
21) 藤田恒太郎, 桐野忠大：歯の解剖学 第21版. 金原出版, 東京, 1976, 86-87.

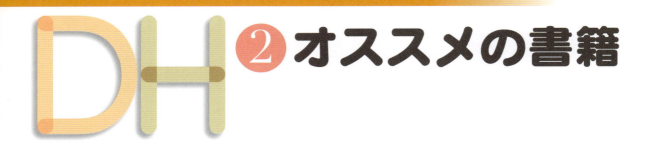

② オススメの書籍

1―歯周基本治療と根分岐部の治療についての考え方

❶ゴールドマン＆コーエン・歯周治療学（原書第5版）

D. Walter Cohen, Henry M. Goldman 著，石川　純・佐藤徹一郎訳（医歯薬出版，東京，1979）

Dr. ゴールドマンは1940年代の終わりごろに「イニシャルプレパレーション」という概念を提唱し，歯周治療における初期治療の位置づけと重要性を述べています．筆者は第20章「オーラル・フィジオテラピー」を読むことをおすすめします．

❷最新歯周病学

加藤　熈（医歯薬出版，東京，1994）

北海道大学名誉教授の加藤先生が執筆された歯周病学の教科書です．歯周治療に関する研究と臨床を結びつけるために役立ちます．第3章イニシャルプレパレーション「ブラッシングテクニック指導」では，さまざまなブラッシング法が解説されています．

❸歯科衛生士教本 歯周療法

加藤　熈・篠田　登（医歯薬出版，東京，1989）

歯周治療を学ぶ歯科衛生士学生のための教科書です．歯周治療の基礎知識，臨床，診療補助の実際がわかりやすく書かれています．各章の最後に挙げられているチェックポイントをまとめると学習効果が高まります．

❹新歯周病をなおそう

鴨井久一・沼部幸博（砂書房，東京，2009）

患者さんのために書かれた歯周治療のガイドラインです．「歯周治療は，歯科医師・歯科衛生士の指導と患者さんの努力が各々50％ずつ」で成り立つという考えに基づいて，歯周病と予防，治療，ケアについて，詳しく書かれています．

❺ラタイチャーク カラーアトラス歯周病学 第3版

Herbert F. Wolf, Edith M. Rateitschak, Klaus H. Rateitschak 著，日本臨床歯周病学会訳（永末書店，京都，2008）

1984年にドイツで出版された歯周病学の書籍です．フルカラーのイラスト，規格性のある口腔内写真やエックス線写真などを用いた実用性のある専門書です．第3

版は，目次に「根分岐部病変―根分岐部の治療」が加えられました．

❻コーエン 審美再建歯周外科カラーアトラス　第3版
E. S. コーエン著，鴨井久一訳（西村書店，東京，2009）

歯科医師向けの歯周外科アトラスです．第12章「根分岐部病変の処置」では，根分岐部の解剖学的形態の説明，根分岐部病変の診断，分類，治療方法，用語などが詳細に書かれています．理解を深めるために，原著『Atlas of Cosmetic and Reconstructive Periodontal Surgery Third Edition』とあわせて読むのをおすすめします．

2―歯周基本治療と全身との関わり，治癒力についての知識

❶―新しい健康科学への架け橋―歯周病と全身の健康を考える
財団法人ライオン歯科衛生研究所編（医歯薬出版，東京，2004）

歯周病と全身との関係について書かれた書籍です．バイオフィルム感染症，歯周病のリスクファクター，全身疾患・全身状態との関連性，歯周病ケアの技術と実践などが幅広く網羅された内容です．

❷慢性疾患としての歯周病へのアプローチ　患者さんの生涯にわたるQOLに貢献するために
野口俊英・林潤一郎編（医歯薬出版，東京，2014）

歯周病は慢性疾患であること，歯周治療は生涯に及ぶこと，歯周治療は患者さんのQOLに貢献するために行われることなど，患者さんとともに歩むなかで生じる疑問の答えを導いてくれる書籍です．歯周治療の基礎から最新の知識，エビデンス，適切な治療方法，臨床で培った経験を知ることができる内容です．

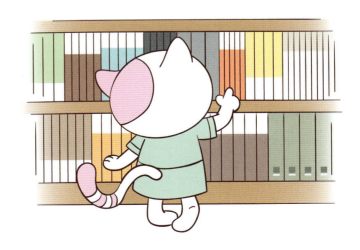

❸やさしくわかる創傷・褥創ケアと栄養管理のポイント─栄養士，コ・メディカルのための基礎から臨床の実際まで
塚田邦夫（フットワーク出版，東京，2001）

　創傷・褥創の発生から治癒までのメカニズムを栄養士・管理栄養士や看護師のためにわかりやすく解説した書籍です．第2章「創傷・褥創のメカニズムとケアの基本」には，体に備わっている自然治癒力を最大限に活用して，その力を阻害しないことの大切さが書かれています．

❹傷の正しい治し方─創傷から褥瘡のラップ療法
水原章浩（金原出版，東京，2005）

　心臓外科領域で働いていた医師が，患者さんの傷を速く治す創傷治療についてまとめた書籍です．第1章「創傷治療の3原則」では，実例とともに体の防御機構を障害しないで創傷を治す治療方法がわかりやすく解説されています．

❺これからの創傷治療
夏井　睦（医学書院，東京，2003）

　創傷治癒の理論をもとにして，正しい皮膚外傷の治療はどうあるべきかを提案する書籍です．創傷治癒には湿潤環境が重要であることに着目しています．第3章「外傷治療の実際」では，経験から得られた治療方法による症例の経過がまとめられています．

❻創傷の治癒─歯髄・歯根膜・歯槽骨・歯肉そしてインプラントを病態論から解明する─
井上　孝，武田考之（医歯薬出版，東京，2013）

　創傷の治癒を「傷を治す学問」，歯周病を「歯と歯肉の間にできた傷」ととらえた内容の書籍です．第3章「歯周炎の創傷の治癒」に歯周組織がもつ自然免疫の力についた見解が書かれています．

❼ヒポクラテスの西洋医学序説
ヒポクラテス（原典），常石敬一（訳・解釈）訳（小学館，東京，1996）

　古代ギリシャにおいて，ヒポクラテスは自然治癒を基本にした治療法を模索し，西洋医学の基礎を築きました．ヒポクラテスが提唱した「自然治癒」という考え方と人の体を傷つけないで治すという情熱を学べる貴重な書籍です．

3─歯周基本治療についてのスキル

❶人を知る私を知る─患者ひとりひとりのケアのために
吉田　哲（看護の科学社，東京，1993）

　モチベーションに役立つカウンセリングの技法を，事例の会話を通して具体的に解説した書籍です．第1章「傾聴・共感的理解の本質」では，一人ひとりの患者さん

の訴えや治療に対する気持ちを汲みとる大切さが述べられています．

❷メディカルインタビュー　三つの役割軸モデルによるアプローチ

Steven A. Cohen-Cole 著，飯島克巳・佐々木将人訳（メディカル・サイエンス・インターナショナル，東京，1995）

"医療面接の三つの役割軸モデル"という教育的技法を解説した医療面接の入門書です．医療面接の役割を，（1）患者を理解するための情報収集，（2）ラポールの構築と患者の感情面への対応，（3）患者教育と動機づけの3つの軸にもとづいて述べています．第2章から第5章は繰り返し読むことをおすすめします．第2版（2003年）では，医師─患者関係を構築する機能を最も重要なものと位置づけられました．

❸6日間で極める！磨ける・伝わるブラッシング指導

橘田康子，山本　静，磯崎亜希子，世川晶子，渡部亜記，野中哲雄（クインテッセンス出版，東京，2012）

筆者が尊敬する歯科衛生士"橘田康子さん"が執筆されたブラッシング指導の書籍です．患者さん一人ひとりにきめ細やかなブラッシング指導をするポイントがまとめられています．「人間力─さらに成長するために─」の「みる力，きく力，はなす力」は繰り返し読むことをおすすめします．

❹スケーリング＆ルートプレーニング

仲谷　寛，清信浩一，大澤銀子，高柳峰子（学建書院，東京，2006）

歯肉縁下のスケーリングとルートプレーニングの熟練に必要な理論と技術をわかりやすく示した書籍です．第3章「歯根の解剖」，第5章「スケーリング・ルートプレーニングのテクニック」，第7章「シャープニング」は，歯肉縁下の根面に対する手技の上達に役立つ内容となっています．

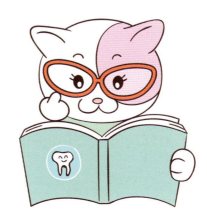

❺月刊「デンタルハイジーン」別冊　すぐ役立つ　スケーリング・ルートプレーニング
山岸貴美恵編（医歯薬出版，東京，1997）

　筆者が目標とする歯科衛生士"山岸貴美恵さん"がキュレットスケーラーを使いこなすテクニックを解説されている書籍です．第1章「スケーリング・ルートプレーニングQ&A」は，スケーリング・ルートプレーニングの基礎知識と実践的なテクニックが身につくようにまとめられています．

❻歯科衛生士の臨床　原著第9版
Esther M. Wilkins著，石川達也（校閲），布施祐二，眞木吉信，松井恭平，松崎　晃（監訳）（医歯薬出版，東京，2008）

　米国の歯科衛生士の臨床を幅広く記述した書籍です．歯科衛生過程（歯科衛生ケアプロセス），アセスメント，歯科衛生診断，ケアの立案，実施，評価などの基礎について，さらには年齢，全身の健康問題，障害などのため特殊なケアを必要とするさまざまな患者さんについて述べています．各章の最初に挙げられている「キーワードの解説」と最後に設けられている課題「考えてみよう（"Everyday Ethics"）」により優れた教科書となっています．2015年に原著第11版が出版されました．

4─歯周基本治療についてのエビデンス

❶知ってて得した！歯周治療に活かせるエビデンス
内藤　徹，稲垣幸司，鈴木奈央，新田　浩，村上　慶，米田雅裕（クインテッセンス出版，東京，2009）

　歯科衛生士のために書かれた歯周治療に関する論文集です．歯周病の病因，歯周組織検査，ホームケア，プロフェッショナルケア，インスツルメンテーションに関する代表的な論文がわかりやすく解説されています．歯科衛生士を応援しようという気持ちが伝わってくる書籍です．

❷歯周病患者における再生治療のガイドライン　2012
特定非営利活動法人日本歯周病学会編（医歯薬出版，東京，2014）

　再生治療に関する日本歯周病学会のガイドラインです．再生治療についての臨床質問に回答する形式になっています．

　「根分岐部病変に歯周組織再生療法を行った場合，歯周組織は改善しますか？」という質問に対しては，「Ⅱ度の根分岐部病変においては再生療法の効果は期待できるが，Ⅲ度の根分岐部病変についてはエビデンスの確立はきわめて困難で推奨されない」という見解が示されています．

❸ The attachment of calculus to root surface
Zander HA（J Periodontol., 24：16, 1953）

　歯根表面を観察して，根面への歯石の付着様式について4つのタイプ（1：歯石がキューティクルを介してセメント質に付着，2：歯石がセメント質の微細な凹凸面に

直接付着，3：歯石がセメント質内に入り込み，セメント質の表面には歯石基質からの細菌の侵入が認められる，4：歯石がセメント質吸収により形成されたアンダーカット部に入り込んで物理的嵌合状態で付着）があることを報告した研究です．出現頻度は，3と4の混合タイプが多いと報告されています．

❹The distribution of bacterial lipopolysaccharide (endotoxin) in relation to periodontally involved root surfaces

Moore J, Wilson M, Kieser JB（J Clin Periodontol., 13（8）：748-751, 1986）

歯肉縁下細菌由来の内毒素（エンドトキシン）が歯周病罹患歯の露出歯根面に弱く結合していることを示唆した基礎研究です．2名の患者さんから抜去した9本の歯周病の単根歯を水洗し，その後エンジン付きのブラシで磨いた結果，99％の内毒素が除去できたことが報告されています．

❺サルの歯肉炎に対するブラッシング効果について：歯肉マッサージとプラーク除去の比較

小森英世，姫野　宏，加藤　熙，石川　純（日歯周誌 20（3）：246-259, 1978）

カニクイザル1匹を対象にして，プラーク除去と歯肉マッサージの効果を比較した研究です．歯肉マッサージは臨床的には歯肉の緊張度，歯肉ポケットの深さを改善させました．また，組織学的には炎症の改善，上皮の角化が良好になることが観察されました．最も治療効果が著しかったのはプラーク除去とマッサージの両者を併用した場合であったことが報告されています．

（入手困難な書籍もあります）

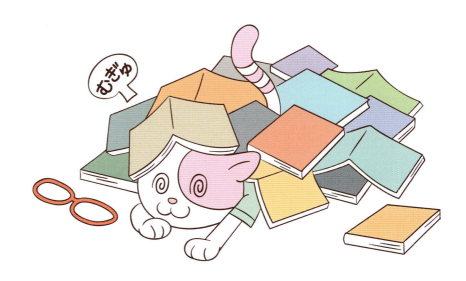

III 挑戦に必要なスキルの部

根分岐部病変の非外科的治療には，モチベーション，プラークコントロール，デブライドメントのスキル（熟練した技術[1]）が必要です．スキルは，知識を得たり練習を繰り返し行うことで身につきます．

ポイント

- 健康を求める気持ちに目を向ける
- 歯肉を傷つけずに歯肉縁上プラークを取り除く
- 歯肉縁下の汚染物質を適切に取り除く

＊本書の汚染物質は，歯肉縁下のプラーク，歯石および汚染歯根面（病的セメント質）をさします．

① モチベーション

"モチベーション：動機づけ"は，本来，心理学の分野で使う用語です．歯周治療では，患者さんにプラークコントロールの大切さをわかっていただくための働きかけをモチベーションとよびます[2]．根分岐部病変の治療のなかでとても重要なモチベーションは，治療についての説明やプラークコントロールに関する指導や助言だけではありません．本書では患者さんの内にある"歯周病を治したい，健康になりたい"という健康を求める気持ちを引き出すモチベーションのスキルをご紹介します．

1－モチベーションについて

心理学の分野で使うモチベーションは「ある目標に向けて生活体の行動を引き起こし，その行動を維持し，さらに一定の方向へと導いていく一連の過程」のことを意味します[3]．人間の行動を引き起こす要因は「動機（motive）」とよびます[2]．動機を生じさせる原因の1つに「要求・欲求（need）」があり，その強さは個人差があるといわれます[4]．では，「ある目標」を歯周病の改善，「生活体」を患者さん，「行動」をセルフケア，「一定の方向」を「歯周病の治癒」という言葉に置き換えてみましょう．

すると，「**歯周病の改善**に向けて**患者さん**の**セルフケア**を引き起こし，その**セルフケア**を維持し，さらに歯周病の治癒へと導いていく一連の過程」と言い換えることができます．

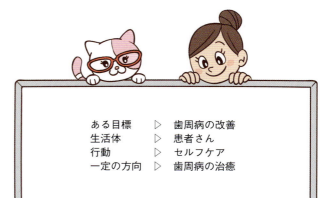

ある目標	▷	歯周病の改善
生活体	▷	患者さん
行動	▷	セルフケア
一定の方向	▷	歯周病の治癒

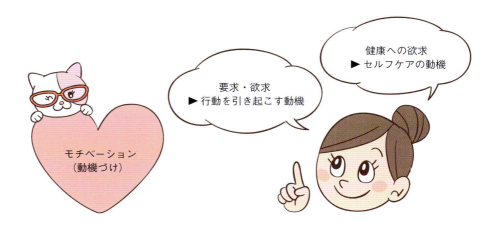

　セルフケアの「動機」は，患者さんの「要求・欲求」から生まれると考えられます．その「要求・欲求」は，"歯周病を治したい，健康になりたい"という健康を求める気持ちになると筆者は思います．

　患者さんが自分の"健康を求める気持ち（健康への欲求）"に目を向けるには，主訴や歯周病についての考え方，これまでの治療のこと，将来への希望などをお話ししていただくと効果的です．その際には「開かれた質問，傾聴，共感的理解」をとり入れるとよいと思います．

2—モチベーションの3つのスキル 〜開かれた質問，傾聴，共感的理解

　「開かれた質問，傾聴，共感的理解」はカウンセリングの技法です．カウンセリングには多くの考え方に基づいた方法があります．例えば，カウンセラーが相談者の問題をみつけて助言や指示をする方法や，相談者自身が話すのを優先する方法があります（ロジャーズは，前者を指示的アプローチ，後者を非指示的アプローチとよびました[5]）．

　"開かれた質問"は，患者さん自身が自分の問題や考え方を自分のことばで話したいように話していただくための質問の方法です．メディカル・インタビュー（医療面接）でも用いられます[6]．

　"傾聴"は，患者さんのことばによく耳を傾けることです．患者さんの環境や悩み，生活に関する問題などを聴くことは，更年期障害などの治療の基本となる対話療法にとり入れられ，不定愁訴の症状を緩和すると考えられています[7]．

　"共感的理解"は，傾聴したことばを患者さんのそのときの気持ちのままに理解することをいいます．患者さんの問題に対する認識を共感と理解をもって聴く大切さは，BerlinとFowkesのLEARNのモデルで示されています[8]．

3 ― 共感を伝えるスキル〜反映

"開かれた質問"で"傾聴"したことばを患者さんの気持ちのまま理解できたら，次に共感を伝えます[6]．共感の表し方の1つに"オウム返し"がありますが，筆者はよく"反映"を使って共感を伝えます．"反映"は，患者さんの気持ちを私たちが同じ意味合いのことばに言い換えて返すカウンセリングの技法です．

例えば，患者さんに「いろいろあって…このごろなかなか歯磨きができないです」と言われたとします．"オウム返し"では「いろいろあって，なかなか磨けないのですね」と機械的に返すことになります．しかし，もう一歩進んで患者さんの気持ちを察して同じ意味合いのことばを返すとしたら，筆者は「磨きたいけど，前よりままならないのですね」と返答します．

医療に携わる私たちの共感は，患者さんに前向きな変化をもたらすと考えられています[5) 6) 9) 10) 11)]．筆者の経験では，患者さんは主訴やこれまでの治療のことなどを話しながら，自分の問題に目を向けて，自分の中の"健康を求める気持ち（健康への欲求）"を意識し始めます．自分の健康に向きあうなかからブラッシングの大切さを見出すこともセルフケアへの行動・改善につながるモチベーションです．根分岐部病変の説明や治療の進め方などについては，患者さんの様子をみて，徐々に話しても遅くないと筆者は考えています．

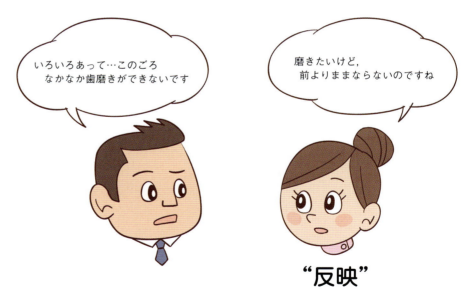

4 ― 聴き手（リスナー）になろう

患者さんが自分の"健康を求める気持ち（健康への欲求）"に目を向けるために，患者さんに対して聴き手（リスナー）になってみましょう．筆者は聴き手になるために次の5つを心がけています．

①患者さんの言動を丁寧に観察します
②開かれた質問を用います
③会話に十分な時間をかけて，患者さんからの返答を待つように心がけます

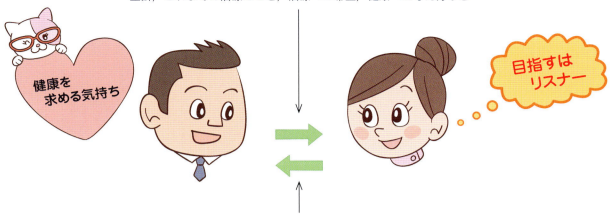

④患者さんの"ことば"を傾聴します
⑤患者さんの"ことば"をそのまま受け入れる共感的理解を示します

5―モチベーションは患者さんの"ことば"から

　患者さんの"健康を求める気持ち（健康への欲求）"は，主訴に表れます．主訴はそのときによってさまざまです．患者さんは私たちに訴えたい，わかってほしいと思うことをまっさきに話されると思います．

　主訴を伺うときは「いかがですか？」「どうですか？」など，患者さんが言いたいことをそのまま自由に話しやすくする開かれた質問を使いましょう．思いやりの気持ちを込めて「問題はなかったですか？」「調子はよいですか？」と問いかけると，患者さんは「はい」「いいえ」で答えるかもしれません．そのような質問の仕方は，患者さんが言いたいことを話しにくくすることがあると思います．

　"開かれた質問"への答えは，患者さんの気持ちを表す"ことば"と思ってください．そのときの言い方が不自然であったり考え方が間違っていたとしても，そこを指摘しないで，患者さんの話を遮らないように心がけます．

　患者さんの"ことば"1つひとつに耳を傾けて，その"ことば"に映し出された気持ちを理解しようとするモチベーションを心がけてみましょう．

6―患者さんの"ことば"から"本心"を知ろう～会話の記録をつくる

　患者さんが本当に考えていることを知るための取り組みとして，患者さんとの会話の記録をつくり見直す方法があります．記録に記された患者さんと私たちお互いの"ことば"を振り返ると"ことば"に込められた本心がみえてきます．

　本書では，患者さんと筆者の会話の記録をご紹介します．筆者が患者さんの"ことば"を"傾聴"しているか，患者さんの気持ちに"共感"して"理解"しているか，患者さんに"共感を伝えているか"を見直しましょう．

症例 1 患者さんの気持ちを汲みとれなかった症例

症　例：Oさん，女性，19歳
初　診：1993年3月
主　訴：上の前歯の歯茎が腫れて，歯が動いている．

「このままでは矯正治療ができないので歯周病を治してください」と矯正歯科医に言われた．
現　症：上下顎前歯部の歯間乳頭部の発赤，腫脹と11の動揺が認められた．

❶症例について

　学生だったOさんは，矯正歯科治療の途中に11の歯周炎が進行して来院しました．初診から約1年間，ブラッシング指導を中心にした歯周基本治療を行い，11の炎症が軽減したので矯正歯科治療を再開しました．上顎前歯部の矯正歯科治療が終了するとOさんのプラークコントロールは低下し，「歯を磨く時間がない」と言われるようになりました．就職後，Oさんは折に触れて「シフト制で働いているから仕事が忙しい」と筆者に訴えました．

❷1994年のブラッシング指導中の会話の記録と会話について

　Oさん　　：仕事が忙しくなって磨けない．
　DH（筆者）：でも，どこかで磨けませんか？

　いつものようにOさんが『磨けない』と言われたため，筆者は真っ先に『磨いてほしい』と思いました．「でも，どこかで磨けませんか？」という返答には，"仕事は大変かもしれないけれど，歯磨きの時間をつくってもらいたい"という筆者の気持ちが含まれています．Oさんの「磨けない」という"ことば"を傾聴できず，気持ちを理解していないことがよくわかる会話です．

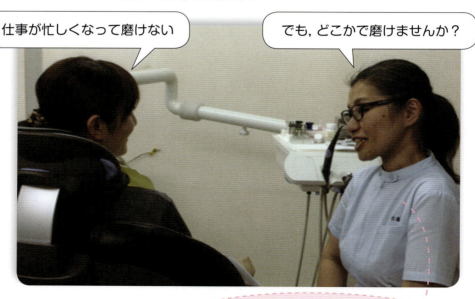

仕事が忙しくなって磨けない

でも，どこかで磨けませんか？

仕事は大変かもしれないけれど，歯磨きの時間をつくってもらいたい．
▲ DHの気持ち

❸ "ことば"から気持ちを汲みとろう

では，会話の記録からそのときのOさんの気持ちを考えてみましょう．Oさんが言った「仕事が忙しくなって磨けない」は3つの"ことば"で成り立っています．

Oさん：仕事が忙しくなって磨けない　→　「仕事が」「忙しく**なって**」「磨けない」

まずは「仕事が」「忙しくなって」「磨けない」の中から，Oさんの気持ちを映し出す"ことば"を探します．注目するのは「忙しくなって」の「なって」です．

❹望ましいと思われる返答例

　　Oさん：仕事が忙しくなって磨けない．
　　DH　：これまでよりも忙しくなったのですね？

「忙しい」ではなく「忙しくなって」は，"前と比べて今は忙しい"ことを表しています．そこがわかると，以前とは違う生活を筆者に伝えようとするOさんの気持ちがみえてきます．

「忙しくなって」に目を向け，"オウム返し"を使って「忙しいのですね」と言うのも1つの返し方です．しかし，より共感を伝えるためにOさんの気持ちを"汲んで""まとめて""同じ意味合いの言葉"で返してみましょう．Oさんの「仕事が忙しくなって磨けない」に対しては，「でも，どこかで磨けませんか？」ではなく，「これまでよりも忙しくなったのですね」と返すのが望ましかったと思います．

このような会話の仕方は，患者さんが自分の問題に向き合い，ご自身の健康を求める気持ち（健康への欲求）を意識することを支援する私たちの関わり方のスキルの一例です．

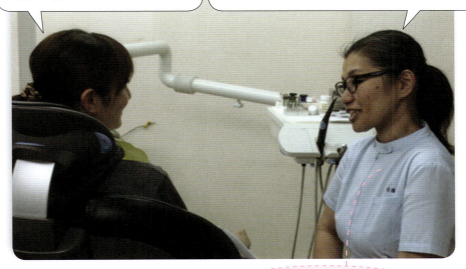

▲ 患者さんの気持ちを汲みとる

モチベーションに役立つカウンセリングの技法や，患者さんとのかかわりについての書籍は，本書の第Ⅱ部で紹介していますので参照してください．

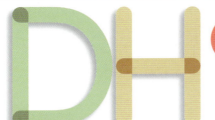

② プラークコントロール
~ブラッシング・テクニック

　歯肉縁上のプラークコントロールは，機械的プラークコントロールと化学的プラークコントロールに分けられます[12]．機械的プラークコントロールには，患者さんが行うセルフケアと医療者側が行うプロフェッショナルケアがあります．本書でのプラークコントロールはセルフケアをさします．

　セルフケアの目的は歯面からプラークを取り除くことです．ブラッシング指導では，セルフケアをしやすい歯ブラシを選び，磨き方をわかりやすく伝えます．筆者は歯ブラシを使って歯面のプラークを除去するのに加えて，根分岐部周囲の歯肉に適度な機械的刺激を加えて軟組織の治癒力を促します．

　本書では，根分岐部を軟組織で閉鎖するプラークコントロールのスキルの一例を紹介します．

1―オーラルフィジオセラピーについて

　オーラルフィジオセラピー（Oral physiotherapy）は，歯面からのプラーク除去を主体とした口腔衛生処置をさし，歯ブラシによる辺縁歯肉と隣接歯間部の清掃とマッサージを含みます[13)14)]．

　筆者は，オーラルフィジオセラピーを主に歯ブラシでプラークを除去するとともに，歯肉に物理的な刺激を与えて治癒力を引き出す療法と捉えています．

　歯肉マッサージについてはさまざまな見解がありますが，歯ブラシによるマッサージで歯肉の角化が増加することや，血液循環や組織代謝などを改善させることが報告されています[15]〔動物実験では，小森（1978）らがプラーク除去と歯肉マッサージの効果をサルを用いて比較しています．歯肉マッサージによって臨床的には歯肉の緊張度，歯肉ポケットの深さが改善し，組織学的には炎症の改善，上皮の角化が良好になることが観察されました[16]．片山（1997）は適正な擦過刺激を与えるブラッシングにより，歯周組織の生理代謝を促進させた症例を報告をしています[17]〕．

　筆者は経験上，歯肉の血液循環の促進は根分岐部病変の治癒に少なからず関係していると考えているため，歯ブラシを使ってプラークを除去するテクニックと歯ブラシで歯肉に適度な機械的刺激を加えるテクニックを用いています．

2―根分岐部を軟組織で閉鎖する治療

　根分岐部病変の治療法には，歯根を分割したり，切断しないで保存する治療法があります．詳しくは本書のp.103を参照してください．

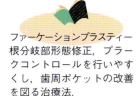

ファーケーションプラスティー
根分岐部形態修正，プラークコントロールを行いやすくし，歯周ポケットの改善を図る治療法．

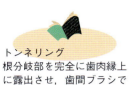

トンネリング
根分岐部を完全に歯肉縁上に露出させ，歯間ブラシで清掃できるようにトンネル状に貫通させること．

Lindheらは，Ⅰ度からⅡ度の根分岐部病変の治療で用いるファーケーションプラスティー（furcation plasty）＊を行った場合，「根間歯周組織の入口を封鎖する軟組織の乳頭の形成が得られるようにするべきである」と考えています[18]〔臨床的には，組織再生誘導法（guided tissue regeneration）を行い，軟組織での根分岐部病変の閉鎖が記録された報告もあります[19]〕．

根分岐部病変の非外科的治療をする場合，筆者は歯ブラシの毛先，脇腹，毛束を使う磨き方で，可能な限り**根分岐部の入口を歯肉で覆い，根分岐部を軟組織で閉鎖するように心がけています**（図3-1A，3-2A）．

しかし，歯周組織の破壊が進行していると，根分岐部の軟組織での閉鎖は難しくなり，トンネリング＊したように根分岐部が口腔内に露出するときもあります（**図3-1B，3-2B**）．

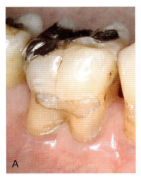
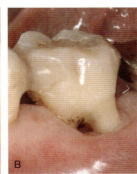

図3-1 非外科的治療の効果
A：根分岐部を軟組織で閉鎖した状態，B：根分岐部が露出した状態

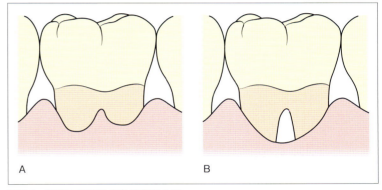

図3-2 下顎大臼歯の根分岐部の入口
A：根分岐部の閉鎖，B：根分岐部の露出

3—歯ブラシについて

患者さん一人ひとりの手先の器用さ，年齢，性格などで歯ブラシの選び方と使い方は異なります．歯ブラシを選ぶときは，プラークの除去のしやすさと使いやすさを考えます．

患者さんの歯の大きさや口腔内の狭さによって，歯ブラシの頭部の大きさや頸部の細さ，歯肉の状態から，歯ブラシの毛質の硬さや毛束の多さなどを考えるとよいと思います．

また，購入のしやすさも大切です．歯ブラシは患者さんが生涯使い続ける大切な道具と考えて選びましょう（**図3-3**）．

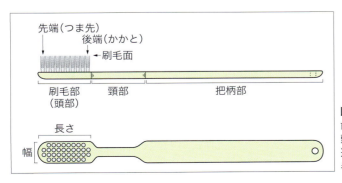

図3-3 歯ブラシの構造と各部の名称
歯ブラシは，把柄部（ハンドル），頸部（シャンク），頭部（ヘッド）で構成されます．頭部には毛束が植え込まれた刷毛があります．毛束が植え込まれている植毛部には毛先と脇腹，つま先とかかとがあります[20]．

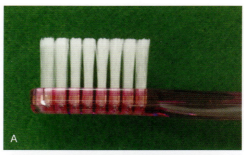 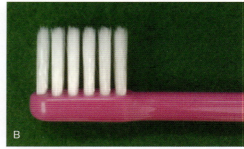
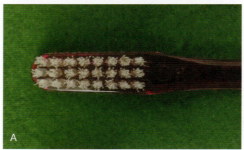 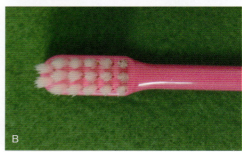

図 3-4　歯ブラシ
A：BUTLER#211Medium（サンスター社製），B：DENT.EX Systema44M（ライオン社製）

筆者は，根分岐部病変の状態に応じて，
1．歯面からプラークを取り除く歯ブラシ
2．歯肉に機械的刺激を加える歯ブラシ
の2本を組み合わせて使います．

1 歯面からプラークを取り除く歯ブラシ

筆者は主にサンスター社製のBUTLER#211Medium（以下 #211）を使います（図 3-4A）．

【特徴】
・把柄部はにぎりやすくて丈夫な平型です．
・頸部は真っすぐで大臼歯に比較的届かせやすい形です．
・植毛部は平切りで，歯面のプラークを落としやすくできています．
・歯ブラシの毛はナイロンで，隣接面につま先とかかとを入れやすい硬さです．
・毛の硬さは普通で，脇腹を使ったブラッシングに使えます．

2 歯肉に機械的刺激を加える歯ブラシ

筆者は主にライオン社製のDENT.EX Systema44M（以下 Systema44M）を使います（図 3-4B）．Systema44Mの使い方は，#211をある程度上手に使える患者さんに指導します．

【特徴】
・把柄部は縦磨き，横磨き，どちらもしやすい形です．
・毛束は #211 よりも長くできています．
・毛質はしなやかで，歯面と歯間に沿わせて使えます．

4—ブラッシングのテクニック

■1 歯面と隣接面の磨き方

歯面と隣接面のプラーク除去を重視するときに筆者が指導するテクニックです．主体は歯面からのプラーク除去なので，歯ブラシで歯肉を過剰に擦るのは極力控えます．患者さんの歯ブラシの持ち方や動かし方などをとり入れながら，簡単に磨けるテクニックを指導します．

#211を使う基本のテクニック（図3-5）

①歯ブラシの毛先は歯面に対して垂直に当てます．
②その角度のまま，2～3歯程度の大きさで歯ブラシを横方向に動かします．
③歯ブラシを動かすときは，歯面から毛先が離れないようにします．
④歯ブラシを当てた面のプラークを取り除いてから，次の歯面を磨きます．
⑤歯面のプラークを取り除いてから，歯ブラシのつま先か，かかとの毛先を隣接面へ届かせます．
⑥隣接面に当てた歯ブラシの毛先は，歯面に沿わせて上下左右方向に動かします．

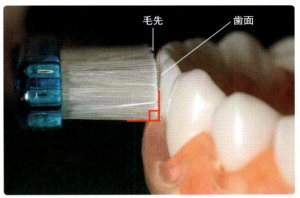

図3-5
毛先と歯面の角度が見えやすいように下顎前歯に歯ブラシを当てています．

■2 歯頸部と辺縁歯肉の磨き方

歯ブラシの脇腹の毛先を歯頸部と辺縁歯肉に当てるテクニックです．歯肉を傷つけないように磨くことを重視するため，ブラッシング圧をある程度コントロールできる患者さんに指導します．

#211を使う基本のテクニック（図3-6）

①歯ブラシの毛先は歯頸部に垂直に当てます．
②脇腹の毛先を辺縁歯肉に触れるように当てます．歯ブラシの頭部はやや歯冠側に向きます．
③その角度のまま，1～2歯程度の大きさで歯ブラシを横方向に動かします．
④歯頸部を磨きながら，歯ブラシの毛先で軽く辺縁歯肉を擦ります．
＊歯肉に歯ブラシを当てる時間をやや長くすると効果的です．

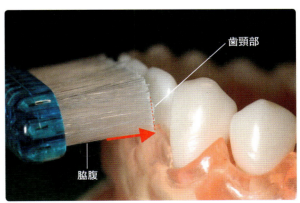

図3-6
毛先と歯面の角度が見えやすいように下顎前歯に歯ブラシを当てています．

3 歯肉に適度な機械的刺激を加える磨き方

軟組織の治癒力を促すために筆者が用いるテクニックです．

歯肉の状態によって #211 か Systema44M を選び，歯面からプラークを除去した後に歯肉に適度な機械的刺激を加えます．歯肉を傷つけないように行うことが重要です．

（1）#211 を使うテクニック（図 3-7）

① #211 の刷毛部全体を，歯根を覆う歯肉の上に軽くおきます．歯肉に対する刷掃面の角度は垂直になります．
②歯ブラシで軽く歯肉を根面に押しつけて，歯肉が白くなる程度の圧迫を加えます（A）．
③歯ブラシを小さく動かして歯肉に当てている毛束を細かく振動させます（B）．

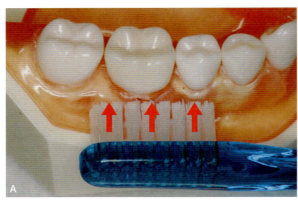
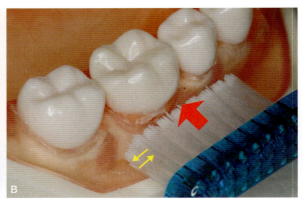

図 3-7

（2）Systema44M を使うテクニック（図 3-8）

① Systema44M の脇腹全体を歯根を覆う歯肉の上に軽くおきます．毛先は必ず歯冠方向に向けます．
②毛束を歯間に挿入します．毛先を歯周ポケットに入れないように注意します．
③毛束を歯間隣接面に沿わせて，歯間の歯肉が白くなる程度の圧迫を加えます（A）．
④歯ブラシを小さく動かして毛束を微振動させます（B）．

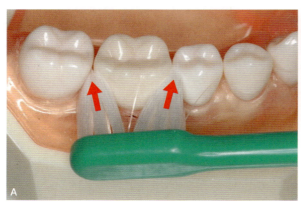
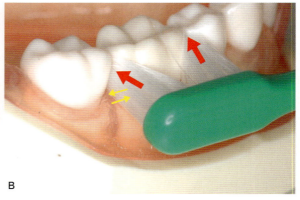

図 3-8

ポイント

- スケーリング・ルートプレーニングを終了した時期に，必要に応じて指導します．
- 歯ブラシの毛先や脇腹を歯肉に当てて圧迫と振動を加えるため，歯肉を傷つけないように歯ブラシ圧と動かし方をコントロールします．
- 歯肉に物理的な刺激を加える回数や時間は，セルフケアのなかで続けられるように，患者さん自身に工夫していただきます．

5ープローブを使った歯肉の炎症の観察

ブラッシング指導では，プローブを使った歯肉の観察がとても重要です．筆者はプロービング時の歯肉からの出血を観察して，患者さんが上手に歯ブラシを使えているか，セルフケアを丁寧にしているかを見極めます．

歯肉に炎症があるかないかの評価には，"辺縁歯肉部での炎症の評価"と"ポケット底部での炎症の評価"があります[21]．

❶ 辺縁歯肉での炎症を評価

歯肉溝，または歯周ポケットの入口の軟組織壁を軽くプローブで擦過して，出血するかどうかを観察します〔LöeとSilness（1963）が考案した歯肉炎指数（Gingival Index：GI）で用いられている診査方法です〕[22]．炎症があれば軽い刺激で歯肉は出血します．

筆者は，歯肉溝または歯周ポケット入口の辺縁歯肉をやさしくプロービングして（ジェントルプロービング：gentle probing[23]），辺縁歯肉から出血がある場合はプラークコントロールが不十分と評価します．出血がない場合はセルフケアでプラークが取り除かれていると考えます．

❷ ポケット底部での炎症の評価

歯肉溝やポケット底部からのプロービング時の出血（bleeding on probing：以下BOP）を確認します[23]．プローブを歯肉溝や歯周ポケット内へ軽く（15～20g程度の圧）挿入し，根面に沿わせて静かに引き抜いた後，20～30秒後に出血する場合はポケット底部に炎症があると考えられています[24]．

筆者は，BOPがある部位は歯周ポケット内に汚染物質（p.71参照）があると推測して，スケーリング・ルートプレーニングの必要性を考えます．

歯肉の診査の種類，プロービングの仕方やBOPに関する具体的な内容については，本書の第Ⅱ部で紹介している書籍を参照してください．

症例 2 根分岐部を歯肉で覆った症例 Lindheの分類Ⅱ度

症 例：Sさん，女性，58歳
初 診：1996年10月
主 訴：全部の歯が動いて食事ができない．
現病歴：3年前から歯肉腫脹を繰り返していた．

既往歴：全身疾患あり（胃潰瘍，子宮筋腫），喫煙歴なし
診 断：重度慢性歯周炎
根分岐部病変：36B：Ⅱ度，46B：Ⅱ度
（M：近心，D：遠心，B：頬側，L：舌側）

【1996年：初診】

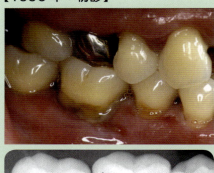
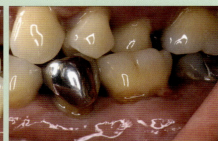
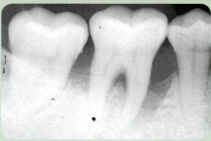
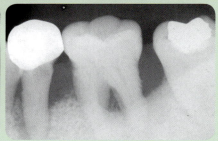

【1999年：SPT（初診から3年後）】

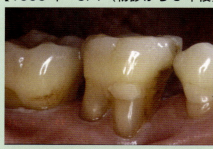
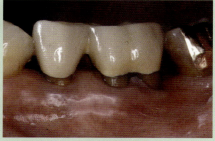
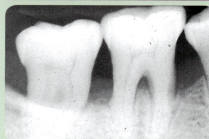
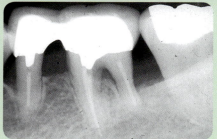

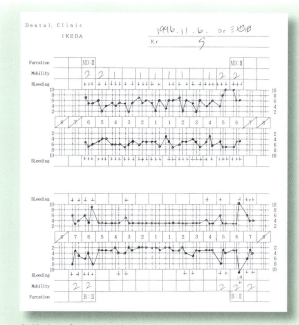
初診時のプロービングチャート

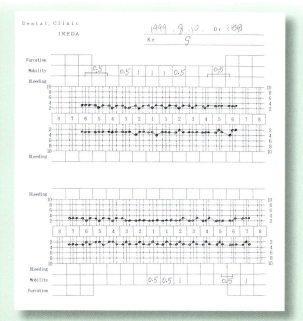
初診から3年後のプロービングチャート

❶ 症例について

36と46にB：Ⅱ度の根分岐部病変がある重度慢性歯周炎の患者さんです．

歯肉には強い浮腫性炎症がみられました．根分岐部病変がある36遠心のPPDは10～12mm，46近心のPPDは8～10mm，動揺度は2度，エックス線診査で根分岐部の骨透過像と36遠心に水平性骨吸収，46の近心に垂直性骨吸収が認められました．

❷ 36と46のブラッシングテクニックについて

1）歯周基本治療を開始した時期

【#211を用いて】

(1) 歯面と隣接面の磨き方
(2) 歯頸部と辺縁歯肉の磨き方

を使い，歯面からプラークを除去しました．

2）スケーリング・ルートプレーニング後の時期

【#211とSystema44Mを用いて】

(1) と (2) とあわせて
(3) 歯肉に適度な機械的刺激を加える磨き方

を使い，歯肉に物理的な刺激を与えました．

❸ 36と46の治療効果について

初診から3年後，非外科的治療の効果で36と46のPPDは2～3mmに改善しました．

根分岐部の入口は乳頭の形に似た歯肉で覆われ，プローブが入らなくなりました．

エックス線診査では，初診時と比べて根分岐部の骨透過像の改善変化が認められました．

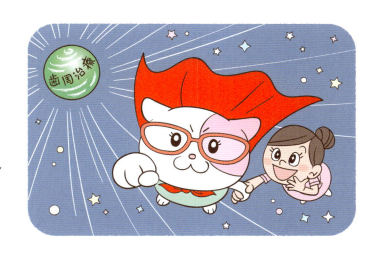

補助的清掃用具について

　ブラッシング指導の内容は患者さん一人ひとりによって異なります．必要であれば補助的清掃用具として歯間ブラシ，タフトブラシなどを使うとよいと思います．
　Kigerら（1991）は，メインテナンス期の30人の歯周炎患者さんを対象にして，歯間部が開いた隣接面について，"標準的な歯ブラシのみを用いた場合"，"歯ブラシとワックスなしフロスを用いた場合"，"歯ブラシと歯間ブラシを用いた場合"のプラーク除去の効果を比較しています[25]．この研究では，"歯ブラシと歯間ブラシを併用した場合"が最も効果的だったと報告されました．
　しかし，筆者の経験では，ブラッシング・テクニックのスキルが高い患者さんは，歯ブラシだけで隣接面のプラークを上手に取り除ける方が多いように感じます．補助的清掃用具は歯ブラシと同様に，患者さん一人ひとりに合った適切なものを選ぶのが望ましいと思います．
　ブラッシング指導に役立つ歯ブラシの使い方，具体的な指導方法に関する書籍は，本書の第Ⅱ部で紹介しています．

根分岐部をプラークコントロールしやすい形態に

　一般的に大臼歯はほかの部位と比べて清掃用具や器具を届かせにくく，根分岐部のプラークコントロールとデブライドメントは難しいと考えられています．歯根の溝や陥凹，根分岐部の根面の形態などによっては，根分岐部をプラークコントロールしやすい形態にする治療も必要になると思います．

③ デブライドメント
～スケーリング・ルートプレーニング

　本書のデブライドメントは，『歯周病学用語集　第2版』（日本歯周病学会編）のルートデブライドメントの定義「歯根面に付着した歯肉縁下のプラーク，歯石および汚染歯根面（病的セメント質）を除去すること」をさします[26]．デブライドメント～スケーリング・ルートプレーニングの目的は，プラーク増加因子[27]となる歯根面に付着した歯石と，内毒素（エンドトキシン，リポ多糖：LPS）で汚染されている病的セメント質を根面から除去することです．

1─スケーリング・ルートプレーニングについて

　スケーリングとルートプレーニングは歯周組織の治癒に大きく影響します．スケーリングは，"歯冠と歯根面からプラーク，歯石，その他の沈着物を取り除くこと"，ルートプレーニングは"汚染セメント質の除去と根面の滑沢化を行い，生物学的に為害性のない根面をつくること"です[28]（図3-9）．

　筆者はこれまでの経験から，根分岐部病変の治癒には適切な歯石除去と必要に応じた根面の滑沢化が不可欠と考えています．

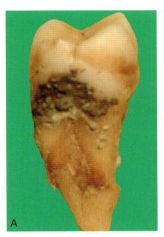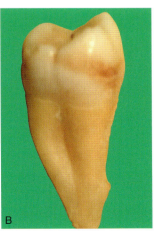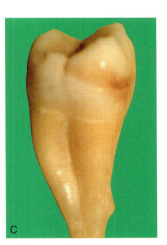

図3-9　根面の様子
A：縁下歯石が沈着した根面，B：スケーリングをした根面，C：ルートプレーニングをした根面

　スケーリング・ルートプレーニングをするには，根面への歯石や内毒素の付着の仕方を考えることが大切です．
　Zander（1953）の研究では，歯石と細菌の内毒素は根面深くまで浸透していると報告されています[29]．対して，Moore（1986）らの研究では，細菌の出す内毒

素は根面の表層に緩く結合していると示唆されています[30].

Zanderの研究では50本の歯根表面が観察されました．Mooreの研究は9本の単根歯が対象になっています．スケーリング・ルートプレーニングをするときにどちらを参考にするかは，自分なりに考えなくてはいけないと思います．

Zanderの研究については，月刊「デンタルハイジーン」別冊『すぐ役立つスケーリング・ルートプレーニング』（医歯薬出版）p.16〜17を参照してください．

COLUMN
Zanderの研究[29]

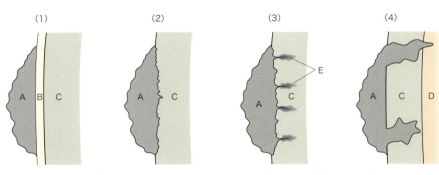

A：歯石　B：キューティクル　C：セメント質　D：象牙質　E：細菌

歯石の付着機構—4つの型式[31]

(1) 歯石がキューティクルを介してセメント質に付着している．
(2) 歯石がセメント質の微細な凹凸面上に直接付着している．
(3) 歯石がセメント質内に入り込み，セメント質の表面には歯石基質から細菌の侵入が認められる．
(4) 歯石がセメント質吸収により形成されたアンダーカット部分に入り込み物理的嵌合状態で結合している．

出現頻度は（3）と（4）の混合タイプが多い．

COLUMN
Mooreらの研究[30]

2名の患者さんから歯周病の単根歯9本を抜歯し，その歯を水洗後，1分間エンジン付きのブラシで磨いた結果，99％の内毒素が除去された．

内毒素は，1分間の優しい水洗により39％除去，1分間の緩やかなエンジン付きブラシ磨きにより60％が除去され，根面には1％の内毒素が残存した．

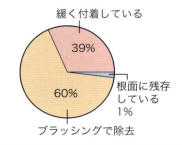

緩く付着している 39％
ブラッシングで除去 60％
根面に残存している 1％

2－ハンドスケーラーについて

スケーリング・ルートプレーニングに使用する器具には，ハンドスケーラー，パワースケーラー（エアスケーラー，超音波スケーラー）などがあります[32]．スケーリング・ルートプレーニングは基本に忠実であるのが望ましく，何よりも患者さんに苦痛を感じさせないことが大切です．

本書の症例は，すべてハンドスケーラー（主にグレーシー型のキュレットスケーラー）を用いてスケーリング・ルートプレーニングをしています．筆者がハンドスケーラーを使用する理由は，歯肉縁下での器具操作は手指の感覚に頼る部分が大きいためです．直視できない根面の状態を把握するには，指先でスケーラーの先端から伝わる金属の振動を感じとることが大切です．

3－キュレットスケーラー～グレーシー型について

スケーリング・ルートプレーニングを安全に行うために，キュレットスケーラーの構造を理解しましょう．本書では筆者が根分岐部のスケーリング・ルートプレーニングで主に用いるグレーシー型について紹介します．

■スケーラーの構造

キュレットスケーラーは，刃部（ブレード），頸部（シャンク），把柄部（ハンドル）で構成されています[33]（**図 3-10**）．

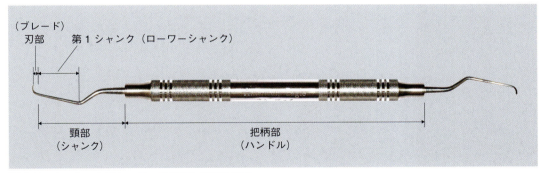

図 3-10　キュレットスケーラーの構造と各部の名称

（1）把柄部（ハンドル）

ハンドルはスケーラーを把持する部分です．

（2）頸部（シャンク）

シャンクはハンドルと刃部を連結する部分です．一般的に前歯部用のスケーラーのシャンクは短く屈曲が少なく，臼歯部用のシャンクは長く屈曲しています[34]（**図 3-11**）．どのスケーラーも刃部に近い第1シャンクに注目しましょう（第1シャンクはローワーシャンクともよばれます[35]）．第1シャンクを利用すると，シャープニングとスケーリング・ルートプレーニングがしやすくなります．

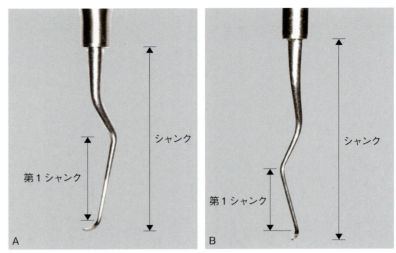

図3-11 スケーラーの頸部（写真提供：株式会社ジーシー）
A：前歯用スケーラー，B：臼歯部用スケーラー

（3）刃部（ブレード）

　ブレードはスケーラーの作業を行う部分で，作業部ともいいます．根面に接して切れる刃の部分を切縁（カッティングエッジ）とよびます．刃部には上面（フェイス，内面ともよばれます），側面（ラテラルサーフェイス），背面（バック）があります[34)35)]．

COLUMN
グレーシー型の頸部について

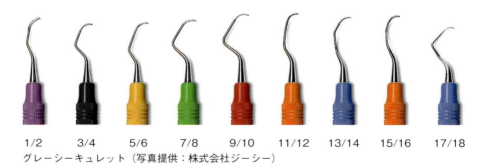

グレーシーキュレット（写真提供：株式会社ジーシー）

　グレーシー型の頸部の角度はスケーラーの番号によって異なります．頸部が直のスケーラーは前歯部に届かせやすく，頸部が屈曲しているスケーラーは臼歯部に届かせやすくなっています[35)]．

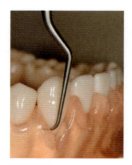

直な頸部

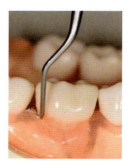

屈曲した頸部

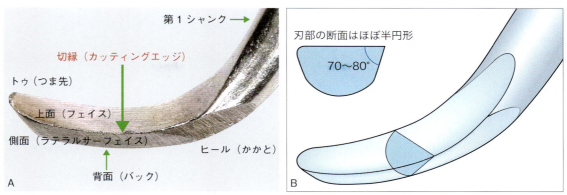

図 3-12　刃部
A：刃部の名称，B：刃部断面の図と切縁の角度（切縁の角度は 70 〜 80°）

2 刃部について

　刃部はスプーン状で先端が丸くなっています[36]．面はほぼ半円形です．切縁は刃部の上面と側面が 70 〜 80°で，一線で交わり形成されています[37]．刃部先端のトゥ（つま先）は丸くなっています．第 1 シャンクと繋がる部分の刃部の根元はヒール（かかと）とよびます（図 3-12）．

3 グレーシー型の特徴

（1）刃部は傾いている

　刃部は第 1 シャンクに対して 60 〜 70°の角度になっています．傾斜している刃（オフセットブレード）といいます[38]（図 3-13）．

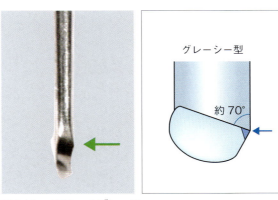

図 3-13　オフセットブレード
刃部は傾斜している

（2）第 1 シャンクに対する刃部の傾きはいつも同じ

　刃部の傾斜は前歯部と小臼歯部用，臼歯部用などいずれも同じ約 70°です．

（3）切縁は片側のみ

　切縁は切れる部分です．第 1 シャンクを床に対して垂直にしたときに，傾いている刃部の上面の下側が切縁です．グレーシー型の切縁は片側のみです[39]（図 3-14）．

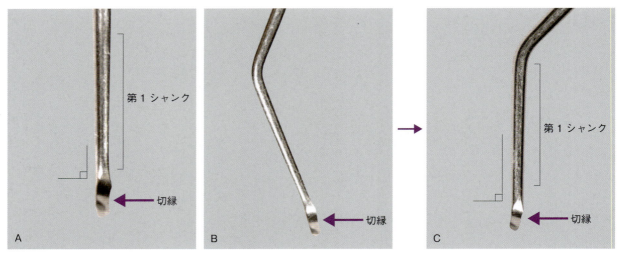

図3-14 グレーシー型の切縁
A：5番のスケーラー．
B，C：13番のスケーラー．第1シャンクを床に対して垂直（90°）にして，傾いた刃部の下側が切縁．

（4）刃部のデザイン

　グレーシー型は一般的に刃部が傾斜していたり，頸部が屈曲しています．刃部の形は根面の豊隆や陥凹に隙間なく適合させやすいデザインです．軟組織を傷つけないように背面は丸く処理されています（**図3-15**）．

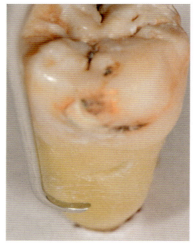
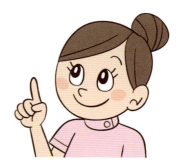

図3-15　刃部の根面への適合

（5）歯種ごと歯面ごとに使い分ける

グレーシー型のオリジナルは7本セットで，刃部それぞれに1～14の番号がついています[40]．番号で使用する部位が，歯種ごと，歯面ごと（前歯，小臼歯部，臼歯部の頬側と舌側面，臼歯部の近心面，遠心面）に決まっています[36)39)]．

筆者は，主に前歯と小臼歯部用（5/6），臼歯部の近心面用（11/12），臼歯部の遠心面用（13/14）の3本を用います（**図3-16**）．

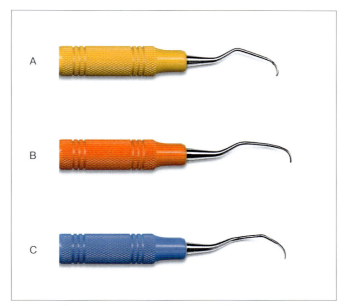

図3-16　グレーシーキュレット（写真提供：株式会社ジーシー）
A：5/6，B：11/12，C：13/14

4─スケーリング・ルートプレーニングの基本

根分岐部病変をもつ大臼歯のスケーリングとルートプレーニングの基本は，前歯や小臼歯と同じです．基本にそった使い方で，患者さんと私たち両方にとって快適なインスツルメンテーションを心がけましょう．

■1 スケーラーを選ぶ

筆者は主にアメリカンイーグルインスツルメントのグレーシーアクセス（ジーシー社製）を使います（**図3-17**）．根分岐部の形態はさまざまなので（第Ⅱ部参照），スケーラーは歯根の開き具合や根面溝の凹みなどにあわせて選びます．

根分岐部の入口が狭い場合，筆者はシャープニングをして短く小さくなった刃部や，やや細くなった刃部を使います．しかし，原型と大きく異なる刃部のスケーラーを用いるのは不適切です．極端に薄い刃部はスケーリング・ルートプレーニング中に折れる危険性が高くなるので注意しましょう．

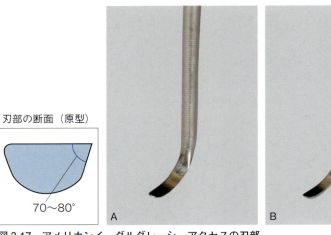

図 3-17 アメリカンイーグルグレーシーアクセスの刃部
A：原型，B：やや細い刃部

2 スケーラーを把持する

スケーラーは執筆法の変法（modified pen grasp）[41]で把持します（**図 3-18**）．執筆法の変法で持つと器具が安定し，スケーラーを動かしたときの金属の振動が手指に伝わりやすくなると思います．

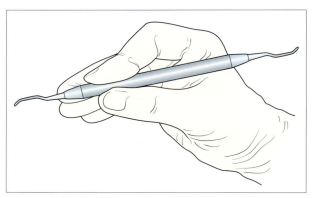

図 3-18 執筆法の変法

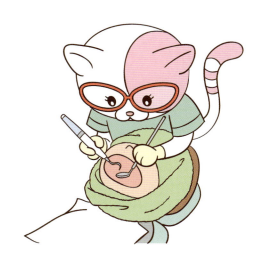

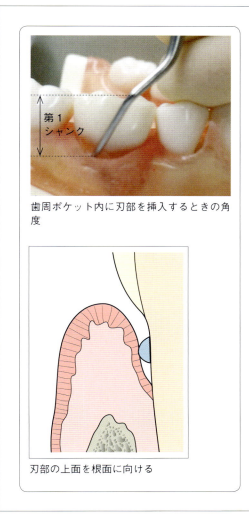
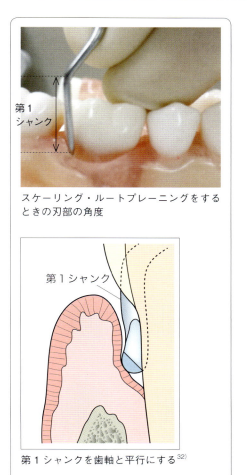

歯周ポケット内に刃部を挿入するときの角度

スケーリング・ルートプレーニングをするときの刃部の角度

刃部の上面を根面に向ける

第1シャンクを歯軸と平行にする[32]

図3-19 第1シャンクの位置の違い（顎模型を使用）

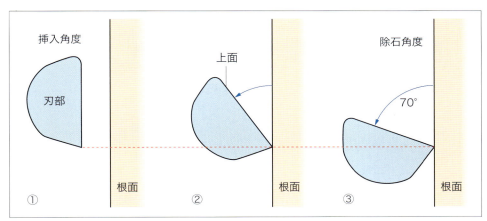

図3-20 刃部と根面の断面図
①刃部を歯周ポケット内に挿入する．
②刃部の上面と根面の角度を広げる．
③刃部の上面を根面に対して70°にする．

3 根面と刃部の角度

(1) 刃部を歯周ポケット内に挿入するときの角度

歯周ポケット内に刃部を挿入するときは，刃部の上面を根面に向き合わせ，できるだけ平行（0°）に近づけてポケット底まで挿入します[42]．

沈着物の除去に効果的な刃部の上面の角度は，一般的に根面に対して70°のため[43]．ポケット底に刃部が届いたら，根面に向かい合っている上面の角度を広げます（図3-19, 20）．

(2) スケーリング・ルートプレーニングをするときの角度

グレーシー型は第1シャンクと根面を平行にして，刃部の上面を根面に対して角度づけます[43]．歯周ポケット内に挿入している刃部は直視できないので，スケーリング・ルートプレーニングをするときは歯面を見ながら第1シャンクと歯軸が平行になるように位置づけます[32]．

根面に沈着している歯石によって，根面と刃部の角度は45°～90°に変化します[42]．また，スケーラーの位置づけには固定が必要です．スケーラーを動かす支点となる固定点を求めましょう（p.83参照）．

4 適切な側方圧

根面に対する刃部の圧力を側方圧といいます[43]．側方圧には「力強い，中等度，弱い」があります[42]．側方圧は根面に沈着している歯石の量や硬さ，スケーリング・ルートプレーニングによって変化します．側方圧の使い分けは効果的なスケーリング・ルートプレーニングに欠かせません．側方圧を適切に調整しないと不用意に根面を傷つけたり，過剰に根面を削ることになりかねないので注意しましょう．

5 3つのストローク

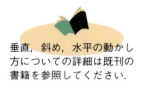

垂直，斜め，水平の動かし方についての詳細は既刊の書籍を参照してください．

基本的に刃部は根尖から歯冠方向に動かします．スケーラーの把柄部をしっかりと持ち，側方圧を均一に保ちましょう．刃部の動きは垂直方向が基本になりますが，根面の形によって斜め方向や水平方向に動かします[32) 35)]（図3-21）．

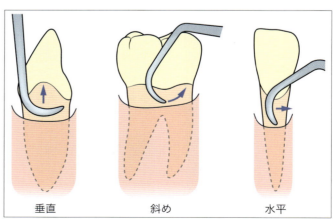

図3-21　刃部の動かし方

本書では筆者が用いる3つの基本型ストローク，（1）探索ストローク，（2）スケーリングストローク，（3）ルートプレーニングストロークをご紹介します[42]．

（1）探索ストローク

探索ストロークは，根面の状態を評価する感覚を最も重視したストロークです．エキスプローラーやプローブを使って根面を触り，根面の粗糙具合，歯石の探知，スケーリング・ルートプレーニング後の根面の変化などを触覚で評価します．

筆者は根面の探索に，ペリオプローブ#2（YDM社製）を使います．手指の触感を高めるためにプローブを軽く持ち，軽い圧で根面を探るように動かします．根面の探索はプローブの作業部から伝わる細やかな振動を指先で感じとり，根面の形態・性状を頭の中に思い描きながら行います（**図3-22**）．

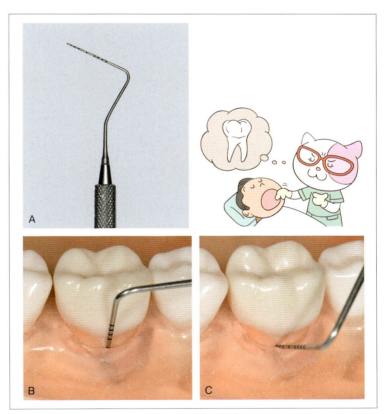

図3-22　ペリオプローブを使った根分岐部の探索
A：ペリオプローブ（YDM社製）
B，C：下顎第一大臼歯頰側の根分岐部の探索（顎模型を使用）

（2）スケーリングストローク

スケーリングストロークは，歯石を除去する力強いストロークです．根面に適合させた刃部を，根尖から歯冠方向に引き上げるストロークが基本になります．

歯石除去には側方圧が必要なため，スケーラーは利き手の親指，人差し指，中指を使い執筆法の変法でしっかり把持し，必ず固定点を求めます（p.83参照）．

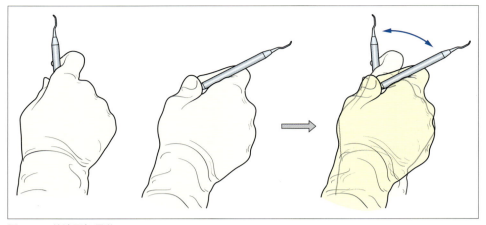

図3-23 前腕回転運動

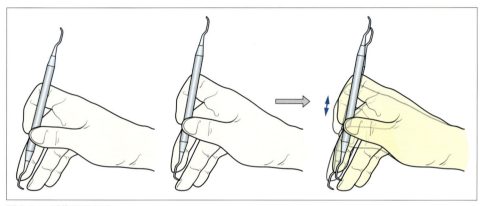

図3-24 手指屈曲運動

　スケーラーは固定点を支点にして，手首や前腕，手指を動かし操作します．
　前腕回転運動は，固定点を支点にして手首を曲げずに前腕を左右に動かす動作です[44]（**図 3-23**）．一般的に硬い歯石や多量の歯石除去に適しています．
　手指屈曲運動は，スケーラーを把持する親指，人差し指，中指を上下に動かす動作です[44]（**図 3-24**）．一般的に歯根隅角部のような部位の歯石除去に適しています．

（3）ルートプレーニングストローク

　ルートプレーニングストロークは，根面を滑らかにするストロークです．スケーラーの持ち方と動かし方はスケーリングストロークと同じで，異なるのは側方圧のかけ方です．歯石を除去するときよりも弱い側方圧を使い，根面に接触している刃部を引き上げるストロークが基本になります．側方圧は粗糙な根面が滑らかになるに従い，徐々に減らします[42]．

COLUMN

Plane と Smooth

Glickman ら (1972) は，縁下歯石を除去した根面にまだ何か軟らかい感触がある場合，"根表面が滑らかになるまで平らにされなければならない：the root surface must also be planed until it is smooth" と述べています[45]．Plane には「かんなをかける」，Smooth には「すべすべした，でこぼこのない」という意味があります．

筆者は歯石を除去した後の根面を探索して必要と思われる部分にルートプレーニングを行います．

スケーラーは軽く「かんなをかける」イメージで動かします．でこぼこした根の表面をなだらかにして根表面をすべすべにする感じで，セメント質を削りすぎないように心がけることが大切です．スケーラーもかんなと同じ刃物なので，上手に使いこなすには日々の練習が必要です．

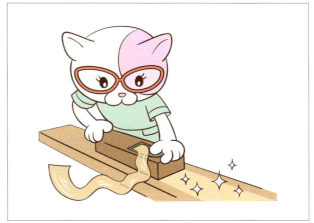

※かんな（鉋）：木を加工する大工道具のひとつ

5—口腔内固定法と口腔外固定法

一般的に口腔内で器具（スケーラー，プローブなど）を操作するときは，固定点を求めます．固定がない状態では安全なスケーリング・ルートプレーニングができません．固定点は根面に対する刃部の角度を適切に保ち，スケーラーを動かすときの手首や前腕，手指の支点となります[46]．根面に刃部を正しく当て，適度な側方圧を加えながら動かすには固定点が不可欠です．

固定点の求め方には，口腔内固定法と口腔外固定法があります（**図3-25**）．いずれの場合も患者さんの頭や顔の傾き，自分の身体の向きや座る位置などを考えて，スケーラーを動かしやすい位置に固定をとることが大切です．

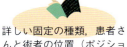
詳しい固定の種類，患者さんと術者の位置（ポジション）については，既刊の書籍や本書の第Ⅱ部で紹介している書籍を参照してください．

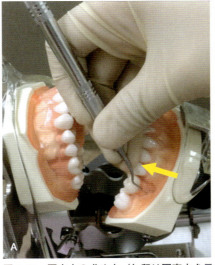 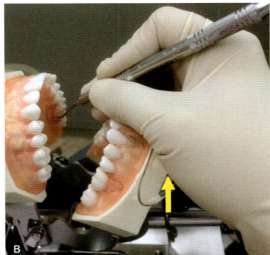

図3-25　固定点の求め方（矢印は固定点を示す）
A：口腔内固定法，B：口腔外固定法

6—根分岐部のスケーリング・ルートプレーニングのポイント

根分岐部のスケーリング・ルートプレーニングをするときに筆者は以下のポイントに留意しています．

- ファーケーションプローブに似た頸部が屈曲したスケーラーを使います（**図3-26**）．
- 刃部の切縁を正しく選びます．
- 刃部の切縁は必ず鋭利にシャープニングをします．
- 執筆法の変法でスケーラーをしっかり把持します．
- 基本的にスケーリング・ルートプレーニングは口腔内固定法で行いますが，上顎大臼歯の根分岐部の場合は口腔外固定法を用いることもあります．
- 根の形態を考えて，立体的な根面を頭の中に思い描きます．
- 刃部の切縁は根面から浮かないように適合させます．
- 根分岐部の根面の歯石を除去してから，各根の根面に刃部を届かせます．

基本的に①②③の順にスケーリング・ルートプレーニングを行います（**図3-27**）．
　①根幹
　②根分岐部の根面
　③各根の根面

- 歯石除去後はプローブを使って，歯石が取れているかを確認をします．
- 根面がざらついていたり軟らかい場合は，根表面を平らにするつもりでルートプレーニングを行います．ルートプレーニング後は，硬くすべすべした根面の感触をプローブで確認します．

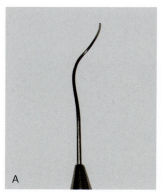
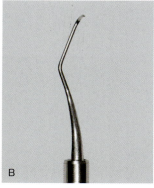

図3-26　スケーラー
A：ファーケーションプローブ，B：頸部が屈曲したスケーラー

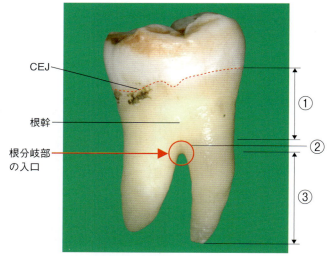

図3-27　スケーリング・ルートプレーニングを行う順序

7 — スケーラーの届かせ方と動かし方

本書で紹介するのは筆者が使うテクニックの一例です．下顎第一大臼歯頬側へのグレーシー型の届かせ方と動かし方を説明します．

1 根幹：CEJから根分岐部の入口までのスケーラーの届かせ方と動かし方（図3-28）

①プローブで根幹と根分岐部の入口の位置を探索します（A，B）．
②スケーラーを選び切縁を確認します．
③刃部は先端まで鋭利にシャープニングします．
④刃部の側面の切縁でCEJから根分岐部の入口までの歯石を除去します（C，D）．スケーラーは，根幹の根面に沿わせるように動かします．

2 根分岐部の根面：根分岐部の入口から天蓋へのスケーラーの届かせ方と動かし方（図3-29）

①刃部先端のトゥを根分岐部の入口から根分岐部の内部に挿入します（A，B，C）．
②刃部先端のトゥの切縁を根分岐部の天蓋に沿わせます（D，E）．
③スケーラーはファーケーションプローブを操作するつもりで，弧を描くように小さく動かします（F）．
④刃部先端のトゥを根分岐部の天蓋に隙間なく沿わせて，歯石を掻き出すように除去します（G，H，I）．

3 各根の根面：ポケット底と根面溝への届かせ方と動かし方（図3-30）

①各根のスケーリング・ルートプレーニングは基本的に単根歯と同じです．一般的に各根は小さく細くなり，ときには曲がっています．プローブで各根の形態や根面の状態，歯根の並び具合などを探索します．
②スケーラーを選び切縁を確認します．
③刃部は先端まで鋭利にシャープニングします．

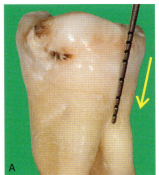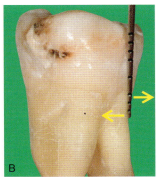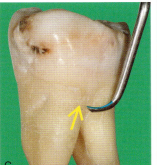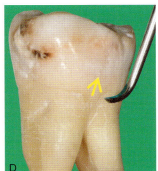

図3-28　スケーラーの届かせ方と動かし方①
A，B：根幹の探索，C，D：根幹での刃部（側面）の動き

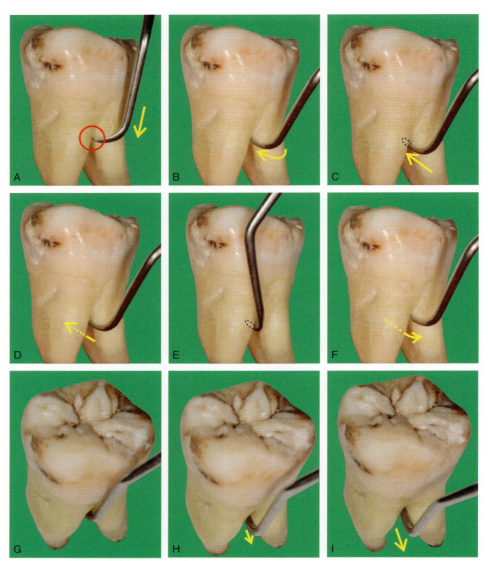

図 3-29 スケーラーの届かせ方と動かし方②
A～C：根分岐部の入口から天蓋への刃部（トゥ）の届かせ方
D～F：根分岐部入口から天蓋での刃部の動かし方
G～I：根分岐部の天蓋への刃部の沿わせ方

④刃部をポケット底に届かせます（A，B，C）．歯軸の方向を見ながら，スケーラーの第1シャンクを根面と平行に位置づけて，切縁と根面を適切な角度にします（D）．

⑤基本的に刃部は根尖から歯冠方向に引き上げるように動かします（E，F）．

⑥根面溝がある場合は，根面の溝に刃部の先端部が密着するように意識します（G，H，I）．適度な側方圧を加えながら根の長さや彎曲に沿わせてスケーラーを動かします．

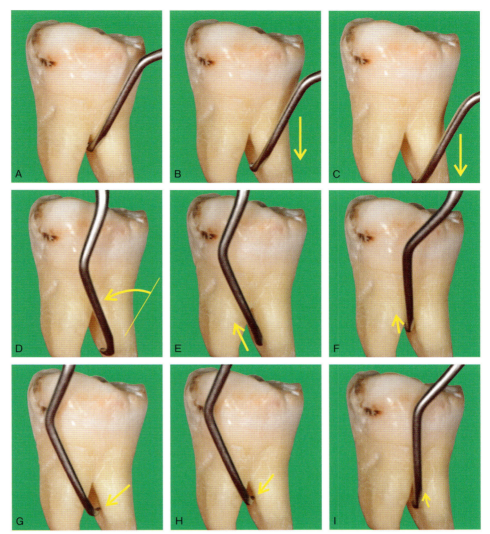

図3-30　スケーラーの届かせ方と動かし方③
A〜C：刃部のポケット底への届かせ方
D〜F：刃部の根尖から歯冠方向への動かし方
G〜I：根面溝への刃部の沿わせ方

4 根面の滑沢化：根表面を平らに滑らかにする動かし方（図3-31）

①歯石除去後は根面全体にプローブの作業部の側面を沿わせて，根面にがたがたする感触，角ばっている感触，軟らかい感触があるかないかを確認します．

②スケーラーを選び切縁を確認します．

③刃部は先端まで鋭利にシャープニングします．

④根面を滑らかにする場合は，刃部に軽い側方圧を加えて根表面が平らになるようにやや大きくスケーラーを動かします．

⑤根表面の痕が消えて平らになった後は，根面の滑らかさをプローブで確認します（A，B，C）．

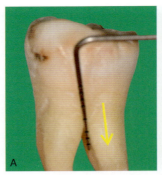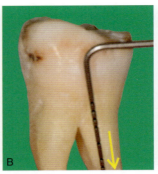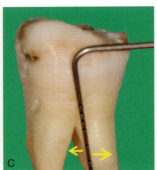

図3-31 根面へのペリオプローブの沿わせ方

8―目標は平滑な根面

　筆者は経験上，プラークや歯石で汚れた根面はできるだけ歯周病に罹患していない歯の根面に近づけるスケーリング・ルートプレーニングが望ましいと考えています．
　Mooreら（p.72）らやNishimineら（1979），根面の内毒素に関する研究では，未萌出の智歯や歯周病に罹患した歯の根面の内毒素量が調査されました[30)47)]．綺麗な根面と汚れた根面の違いは，抜去した半埋伏歯と歯周病に罹患した歯の根面を比べると，わかりやすいと思います（**図3-32**）．
　筆者の観察では，半埋伏歯の根面は歯石が付着している根面よりも平らで滑らかです．筆者はこのような平滑な根面[48)]を目標にして，スケーリング・ルートプレーニングをするように心がけています．

既刊の書籍には，デブライドメントに関する考え方，歯肉縁下のスケーリング・ルートプレーニングの基本，スケーラーのシャープニング方法などが具体的に書かれています．本書の第Ⅱ部で紹介している書籍を参照してください．

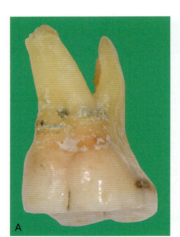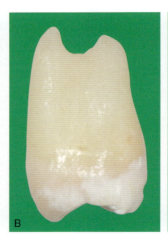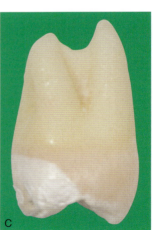

図3-32 根面の比較
A：歯周病に罹患した根面（汚れた根面）
B，C：歯周病に罹患していない半埋伏歯の根面（筆者が目標にする平滑な根面）

9―グレーシー型スケーラーのシャープニング

スケーリング・ルートプレーニングには，必ず鋭利（シャープ）なスケーラーを使います．根面の沈着物を除去すると切縁は摩耗し鋭利さを失います．切れ味の悪いスケーラーは切縁が丸みを帯びて鈍（ダル）になっています[49]（**図3-33**）．

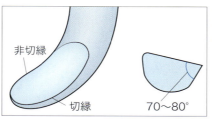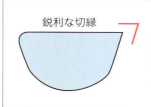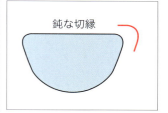

図3-33 鋭利な切縁と鈍な切縁

■ 刃部の切れ味について

刃部の切れ味の見極めはとても大切です．刃部の鋭利と鈍は自分で確認できないといけません．刃部の切れ味はシャープニングをする前後に必ず評価します．

（1）刃部の切れ味の評価の方法（**図3-34**）

①利き手にスケーラー，反対の手にテスターを把持します（**A**）．
②スケーラーの第1シャンクをテスターと平行にして，刃部の切縁をテスターに軽く押し当てます（**B**，切縁はスケーリング・ルートプレーニングの作業角度になります）．
③切縁がテスターに食い込めば一般的に鋭利です[50]．テスターに小さな傷ができます（**D**）．鈍な切縁の場合はテスターに食い込む感じがありません．

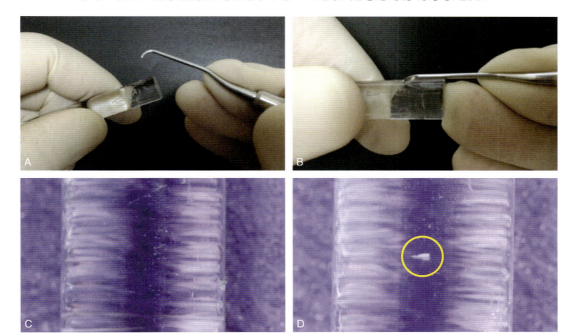

図3-34 テストスティック（テスター）を使った切れ味の評価の手順
A：スケーラーとテスターを把持する，B：刃部をテスターに軽く押し当てる，C：傷のないテスターの表面，D：小さな傷ができたテスターの表面．

2 シャープニングについて

シャープニングは"スケーラーの研磨"です[51]．鈍な切縁を砥石で研磨して新しい鋭利な切縁をつくります（**図 3-35**）．

シャープニングにはいくつかの方法がありますが，筆者は砥石で刃部の側面を研ぐ方法をおすすめします[52]．

シャープニングで使う砥石にはさまざまな形状と粗さがあり，種類によって水かオイルで濡らして使います[52]．また，砥石は患者さんごとに滅菌します．

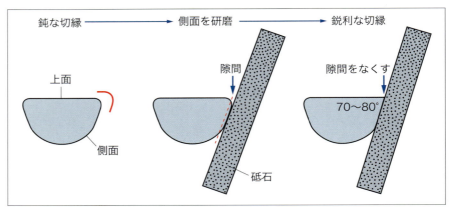

図 3-35 シャープニング

3 刃部の名称について

刃部には，側面と側面の先端部（以下，先端部）があります[53]．先端部の刃部の金属の厚さは，アラウンドトゥからトゥにかけて徐々に薄くなります（**図 3-36**）．シャープニングは側面と先端部を均一に行います．

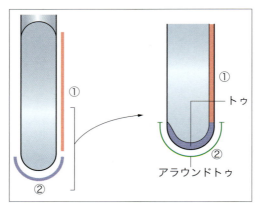 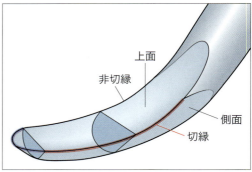

図 3-36 刃部の名称
A：上から見た刃部（①側面，②先端部），B：横から見た刃部（先端部の金属の厚さは徐々に薄くなる）

4 側面のシャープニング

グレーシー型の刃部は第 1 シャンクに対して約 70°傾いています．シャープニングは根面に当てる切縁にのみ行います．この基本を正しく理解しましょう．

(1) 刃部の傾斜角度と内角と外角（図 3-37，38）

刃部は第 1 シャンクに対して約 70°傾いているので，シャープニングをするときは上面を床に対して平行にして，次に砥石を刃部の側面に当てます．

鋭利な切縁の角度は 70 〜 80°です[54]．刃部の上面と砥石の角度には内角と外角があり[55]，外角が 100 〜 110°であれば，内角は自動的に 70 〜 80°になります[52]．

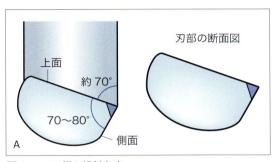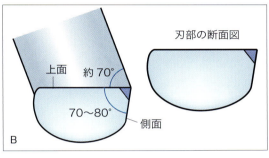

図 3-37 刃部の傾斜角度
A：第 1 シャンクに対して傾斜した刃部，B：上面を床に対して平行にした刃部

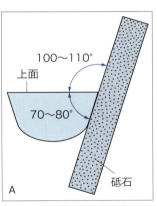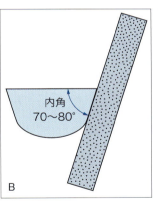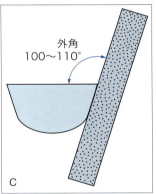

図 3-38 刃部の内角と外角
A：鋭利な切縁と砥石，B：内角，C：外角

(2) 第 1 シャンクを基準にする

筆者は Burns（2004）の第 1 シャンクの位置を基準にしたシャープニング[56] をおすすめします．

1）第 1 シャンクを基準にしたシャープニング練習方法
A．スケーラーと砥石の持ち方（図 3-39）

利き手で砥石を持ちます．反対の手でスケーラーの把柄部を掌握状で持ちます．

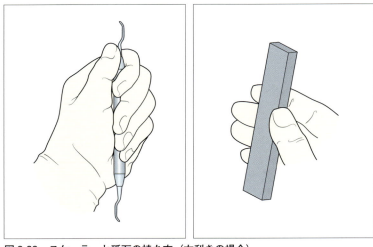

図3-39　スケーラーと砥石の持ち方（右利きの場合）

B．第1シャンクと砥石の位置（図3-40）

　右利きの場合は，第1シャンクの位置を時計の文字盤およそ11時，砥石はおよそ1時の位置にする練習をしましょう．左利きの場合は，第1シャンクはおよそ1時，砥石はおよそ11時です[56]．

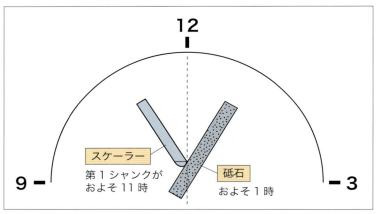

図3-40　時計の文字盤にあてはめた第1シャンクと砥石の位置（右利きの場合）

C．前歯と小臼歯部用　5番の側面への砥石の当て方の練習（右利きの場合）（図3-41）

①スケーラーの把柄部を掌握状で持ちます．第1シャンクは時計の文字盤の12時の位置です．

②把柄部を左方向に傾け刃部の上面を床に対して平行にします．このときに第1シャンクを見ます．時計の文字盤にあてはめると第1シャンクの位置はおよそ11時です．

③砥石を右方向に傾けて，上面との外角が100〜110°に近くなるように角度づけます．時計の文字盤にあてはめると砥石の位置はおよそ1時です．

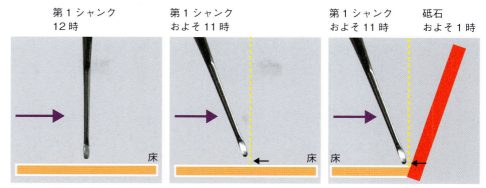

図 3-41 砥石の当て方の練習

2）第1シャンクを基準にしたシャープニングの方法（右利きの場合）（図 3-42）

時計の文字盤を思い浮かべるのに慣れたら，**内角 70 ～ 80°と外角 100 ～ 110°になるように，砥石を刃部の側面に当てましょう．**

①スケーラーの把柄部を掌握状で持ちます．第1シャンクを時計の文字盤の 12 時に位置づけます．

②把柄部を左方向に傾けて刃部の上面を床に対して平行にします．**第1シャンクを左方向に 20°傾けます．**時計の文字盤にあてはめると，第1シャンクの位置はおよそ 57 分です．

③上面と砥石の外角が 100 ～ 110°になるように角度づけます．**砥石を上面に対して 90°に当ててから，右方向に 10 ～ 20°傾けます．**70°の内角にする場合は砥石を右方向に 20°傾けます．時計の文字盤にあてはめると砥石の位置はおよそ 3 分です．

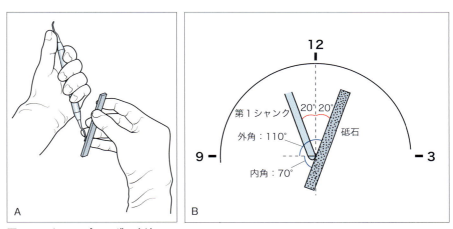

図 3-42　シャープニングの方法
A：スケーラーの砥石の持ち方，B：第1シャンクと砥石の位置（内角が 70°の場合）

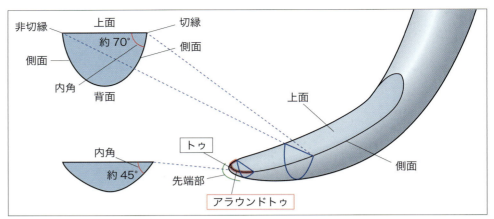

図 3-43　刃部の断面と内角の変化

5 先端部のシャープニング

　グレーシー型の先端部は丸くなっているので，筆者は側面と先端部のシャープニングを分けて考えています．先端部はトゥとアラウンドトゥに分けられます[57]（**図 3-43**）．

（1）内角の変化

　先端部の切縁の角度は一般的に 45°です[58]．内角を 45°にするには，床に対して平行にした刃部の上面と砥石の外角を 135°にします[58]．上面と砥石の外角が 135°であれば，内角は自動的に 45°になります（**図 3-44**）．

　側面のシャープニングをするときの砥石の位置は，およそ 3 分でした（右利きの場合）．先端部をシャープニングするときは，砥石を少し右方向に傾けておよそ 2 時の位置にします[53) 56)]．

（2）内角の変化と砥石の位置

　側面と先端部は連続して研ぐため，内角の変化に合わせて上面に当てる砥石の位置も変化します．

　先端部からシャープニングをする場合は，先端部から側面へ移行するときに，砥石をおよそ 2 時の位置から 3 分の位置に起こして研ぎ進めます．刃部の根元でヒール（かかと）から研ぎ始める場合は，側面から先端部へ移行するときに，砥石をおよそ 3 分の位置から 2 時の位置に倒して研ぎ進めます（右利きの場合）．

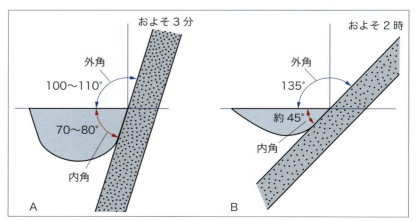

図 3-44　刃部と砥石の当て方の比較
A：側面の切縁の角度は約 70°，B：先端部の切縁の角度は一般的に 45°

6 シャープニングをする範囲

　刃部と砥石を適正な角度に位置づけたら，刃部に沿わせて砥石を動かします．刃部は3つのパート，先端寄り（**A**），中央部（**B**），シャンク寄り（**C**）に分けられます[43)59)]（**図3-45**）．先端部はトゥ，切縁側のアラウンドトゥ，切縁と反対側のアラウンドトゥに分けられます[57)]．筆者は砥石を**A**，**B**，**C**に沿わせて動かし，先端部は切縁と反対側のアラウンドトゥまでを研ぎます．

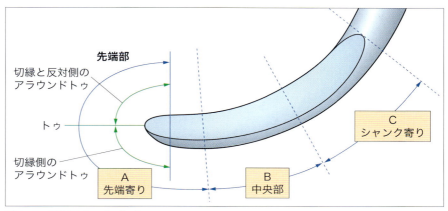

図3-45　刃部の3つのパート
A：先端寄り，B：中央部，C：シャンク寄り

7 側面と先端部を均一にシャープニングする

　シャープニングは側面と先端部を均一に行います（**図3-46**）．

　先端部は，シャープニングを繰り返すと尖りやすくなりがちです．筆者は，"切縁側のアラウンドトゥからトゥ（①）"と"トゥから切縁と反対側のアラウンドトゥ（②）"を意識して，①と②の丸みを保つように連続して砥石を動かします．

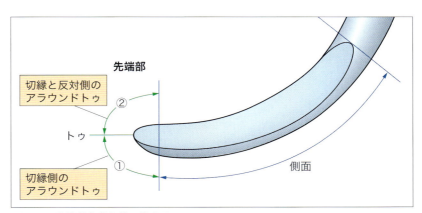

図3-46　先端部を①と②に分ける
①切縁側のアラウンドトゥ
②切縁と反対側のアラウンドトゥ

8 砥石の動かし方

一般的に砥石は短く上下に動かし，最後はダウンストローク（下に動かすストローク）で終了します[55) 60)]（図 3-47A）．これは刃部に"wire edge"という金属のバリをつくらないようにするためです[52) 60)]．

砥石の動かし方には，砥石を下に動かすダウンストロークのみでシャープニングをする方法もあります[51)]（図 3-47B）．ダウンストロークのみで研ぐ場合は砥石の上から下までを使う大きな1ストロークで刃部を研ぎ進めます．この場合はダウンストロークを2～3回繰り返してシャープニングを行います．

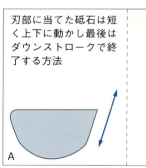
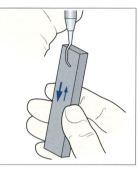
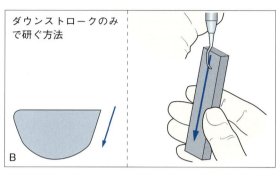

図 3-47 砥石の動かし方
A：短い上下の砥石の動き，B：ダウンストロークのみの動き

9 砥石に加える力

刃部の側面と先端部を均一にシャープニングするには，砥石に加える力加減のコントロールが必要です．刃部の側面を研ぐときは，砥石に軽い力をかけて動かします[52)]．側面よりも金属の厚さが薄い先端部を研ぐときには，砥石に加わる圧をさらに軽くするために力を抜きましょう．

COLUMN
頸部が屈曲したスケーラーのシャープニング
～第1シャンクを基準にしたシャープニングの方法～

13/14の頸部は立体的に屈曲しています．刃部に近接する第1シャンクを基準にして，前歯用スケーラーと同じ手順でシャープニングをしましょう．

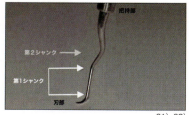

61) 62)

1. 臼歯部の遠心面用13番の側面への砥石の当て方（右利きの場合）
①臼歯部の遠心面用の頸部は屈曲しています．スケーラーの把柄部を真っすぐにして掌握状で持ちます．把柄部は時計の文字盤の12時の位置です．第1シャンクは左方向に斜めに傾いています．

②第1シャンクを床に対して垂直（90°）にします．第1シャンクは前歯用スケーラーと同じ12時の位置になります．

③把柄部を左方向に傾けて，刃部の上面を床に対して平行にします．第1シャンクを左方向に20°傾けます．時計の文字盤にあてはめると第1シャンクの位置はおよそ57分の位置です[53]．

④上面と砥石の外角が100〜110°になるように位置づけます．砥石を上面に対して90°に当ててから，右方向に10〜20°傾けます．時計の文字盤にあてはめると砥石の位置はおよそ3分です[53]．

2. 先端部への砥石の当て方

先端部の切縁の角度は一般的に45°です[58]．砥石は床に対して平行にした刃部の上面の外角が135°になるように位置づけます．砥石の位置は時計の文字盤でおよそ2時になります[53) 56]．

3. 砥石の動かし方

①側面に砥石を接触させて均一に軽い圧を加えます．砥石を刃部に押しつけすぎないようにします．

②砥石は側面に沿わせながら動かします．

③先端部では，砥石に加える圧を側面を研ぐときよりも弱くします．

④砥石は先端部の丸みに沿わせて滑らかに動かします．

4. 切れ味の評価

シャープニングの前後は必ずスケーラーの切れ味を確認します．鋭利であればテスターに軽く当てた切縁は食い込み，鈍であれば切縁はテスターの表面を滑ります[63]．

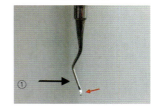

把柄部が12時

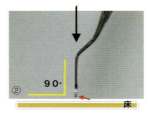

第1シャンク12時

第1シャンク
およそ57分

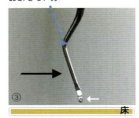

第1シャンク　砥石
およそ57分　およそ3分

III 参考文献

1) 新村 出：広辞苑 第五版．岩波書店，東京，1998, 1422.
2) 石川 純：歯周治療学 第2版．医歯薬出版，東京，1992, 295.
3) 渡辺浪二，角山 剛，三星宗雄，小西啓史：心理学入門．ブレーン出版，東京，1987, 98.
4) 堀 洋道，山本眞理子，吉田富二雄：新編 社会心理学．福村出版，東京，1997, 103.
5) C. R.ロジャーズ：末武康弘，保坂亨，諸富祥彦（訳）：カウンセリングと心理療法 実践のための新しい概念．岩崎学術出版社，東京，2005, 105-117.
6) Steven A. Cole, Julian Bird：飯島克巳，佐々木将人（訳）：メディカルインタビュー 三つの機能モデルによるアプローチ 第2版．メディカル・サイエンス・インターナショナル，東京，2003, 17-31.
7) 若槻明彦：更年期障害．日産婦誌，61 (7)：238-242, 2009.
8) Elois Ann Berlin, William C. Fowkes. Jr：A Teaching Framework for Cross-cultural Health Care — Application in Family Practice. West J Med, 139 (6)：934-938, 1983.
9) 吉田 哲：人を知る私を知る 患者ひとりひとりのケアのために．看護の科学社，東京，1993, 13-23.
10) アーサー・クラインマン：江口重幸，五木田紳，上野豪志（訳）：病いの語り 慢性の病いをめぐる臨床人類学．誠心書房，東京，1996, 4-22.
11) ウィリアム・R・ミラー，ステファン・ロルニック：松島義博，後藤 恵（訳）：動機づけ面接法 基礎・実践編．星和書店，東京，2007, 8-9.
12) 米満正美，小林清吾，宮﨑秀夫，川口陽子：新予防歯科学 第3版 上巻．医歯薬出版，東京，2003, 44.
13) Henry M. Goldman, D. Walter Cohen：Periodontal therapy, fifth edition, Mosby, Saint louis, 1973, 427-445.
14) Henry M. Goldman, D. Walter Cohen：Periodontal therapy, fifth edition, Mosby, Saint louis, 1973, 1041.
15) Irving Glickman：木下四郎，末田 武（監訳）：グリックマン 臨床歯周病学．医学書院，東京，1976, 467.
16) 小森英世，姫野 宏，加藤 熈，石川 純：サルの歯肉炎に対するブラッシングの効果について：歯肉マッサージとプラーク除去の比較．日歯周誌，20 (3)：246-259, 1978.
17) 片山恒夫写真集編集委員会：開業歯科医の想いⅡ—片山恒夫セミナー・スライド写真集—，豊歯会刊行部，豊中市，1997, 63.
18) Jan Lindhe：岡本 浩（監訳）：Lindhe 第2版 臨床歯周病学．医歯薬出版，東京，1992, 482.
19) Jan Lindhe, Thorkild Karring, Niklaus P. Lang：岡本 浩（監訳）：Lindhe 臨床歯周病学とインプラント 第4版 ［臨床編］．クインテッセンス出版，東京，2005, 741-744, 783.
20) 石川 純：歯周治療学 第2版．医歯薬出版，東京，1992, 240-243.
21) 鴨井久一，仲谷 寛：ルートプレーニングの臨床 その理論とテクニック．学建書院，東京，1998, 34-39.
22) 石川 純：歯周治療学 第2版．医歯薬出版，東京，1992, 95.
23) Jan Lindhe, Thorkild Karring, Niklaus P. Lang：岡本 浩（監訳）：Lindhe 臨床歯周病学とインプラント 第4版 ［臨床編］．クインテッセンス出版，東京，2005, 444-446, 850.
24) 加藤 熈：最新歯周病学．医歯薬出版，東京，1994, 97.
25) Kiger RD, Nylund K, Feller RP：A comparison of proximal plaque removal using floss and interdental brushes. J Clin Periodontol, 18 (9)：681-684, 1991.
26) 特定非営利活動法人日本歯周病学会：歯周病学用語集 第2版．医歯薬出版，東京，2013, 92.
27) 特定非営利活動法人日本歯周病学会：歯周病学用語集 第2版．医歯薬出版，東京，2013, 78.
28) 沼部幸博：「SRPの現在を考える」概念と効果．日歯周誌，56 (3)：342-345, 2014.

29) Zander HA : The attachment of calculus to root surface. J Periodontol, 24：16, 1953.
30) Moore J, Wilson M, Kieser JB : The distribution of bacterial lipopolysaccharide (endotoxin) in relation to periodontally involved root surfaces. J Clin Periodontol, 13（8）：748-751, 1986.
31) 今川与曹, 石川　純：臨床歯周病学. 医歯薬出版, 東京, 1968, 110.
32) 沼部幸博, 貴島佐和子, 土屋和子：月刊「デンタルハイジーン」別冊　歯周病を治すSRP　できる歯科衛生士のスキルと知識. 医歯薬出版, 東京, 2014, 12, 64-69.
33) Fermin A., Jr. Carranza：原　耕二（監訳）：グリックマン臨床歯周病学　第6版. 西村書店, 新潟, 1993, 603.
34) 仲谷　寛, 清信浩一, 大澤銀子, 高柳峰子：スケーリング＆ルートプレーニング. 学建書院, 東京, 2006, 32-34.
35) Esther M. Wilkins：石川達也（校閲）, 布施祐二, 眞木吉信, 松井恭平, 松崎　晃（監訳）：歯科衛生士の臨床　原著第9版. 医歯薬出版, 東京, 2008, 628-630, 641-643.
36) Fermin A., Jr. Carranza：原　耕二（監訳）：グリックマン臨庆歯周病学　第6版. 西村書店, 新潟, 1993, 608.
37) 仲谷　寛, 清信浩一, 大澤銀子, 高柳峰子：スケーリング＆ルートプレーニング. 学建書院, 東京, 2006, 83.
38) Fermin A., Jr. Carranza：原　耕二（監訳）：グリックマン臨床歯周病学　第6版. 西村書店, 新潟, 1993, 609.
39) 仲谷　寛, 清信浩一, 大澤銀子, 高柳峰子：スケーリング＆ルートプレーニング. 学建書院, 東京, 2006, 35-36.
40) Esther M. Wilkins：石川達也（校閲）, 布施祐二, 眞木吉信, 松井恭平, 松崎　晃（監訳）：歯科衛生士の臨床　原著第9版. 医歯薬出版, 東京, 2008, 631.
41) 加藤　熈：新版　最新歯周病学　医歯薬出版, 東京, 2011, 136.
42) Fermin A., Jr. Carranza：原　耕二（監訳）：グリックマン臨床歯周病学　第6版. 西村書店, 新潟, 1993, 632-635.
43) Esther M. Wilkins：石川達也（校閲）, 布施祐二, 眞木吉信, 松井恭平, 松崎　晃（監訳）, 歯科衛生士の臨床　原著第9版. 医歯薬出版, 東京, 2008, 673-678.
44) 仲谷　寛, 清信浩一, 大澤銀子, 高柳峰子：スケーリング＆ルートプレーニング. 学健書院, 東京, 2006, 51-52.
45) Irving Glickman : Clinical Periodontology Fourth Edition. W.B. Saunders Company, Philadelphia, 1972. 624.
46) 仲谷　寛, 清信浩一, 大澤銀子, 高柳峰子：スケーリング＆ルートプレーニング. 学建書院, 東京, 2006, 46-48.
47) Nishimine D, O'Leary TJ : Hand instrumentation versus ultrasonics in the removal of endotoxins from root surfaces. J Periodontol, 50（7）：345-349, 1979.
48) Esther M. Wilkins：石川達也（校閲）, 布施祐二, 眞木吉信, 松井恭平, 松崎　晃（監訳）：歯科衛生士の臨床　原著第9版. 医歯薬出版, 東京, 2008, 678-679.
49) Fermin A., Jr. Carranza：原　耕二（監訳）：グリックマン臨床歯周病学　第6版. 西村書店, 新潟, 1993, 656.
50) 仲谷　寛, 清信浩一, 大澤銀子, 高柳峰子：スケーリング＆ルートプレーニング. 学建書院, 東京, 2006, 84.
51) 加藤　熈：最新歯周病学. 医歯薬出版, 東京, 1994, 138-139.
52) Fermin A., Jr. Carranza：原　耕二（監訳）：グリックマン臨床歯周病学　第6版. 西村書店, 新潟, 1993, 658-661.
53) 小野澤直子：これさえマスターすれば大丈夫！器具に合わせたシャープニングの実際（1）グレーシーキュレット編. デンタルハイジーン, 34（11）, 1158, 2014.
54) Esther M. Wilkins：石川達也（校閲）, 布施祐二, 眞木吉信, 松井恭平, 松崎　晃（監訳）, 歯科衛生士の臨床　原著第9版. 医歯薬出版, 東京, 2008, 630.
55) Esther M. Wilkins：石川達也（校閲）, 布施祐二, 眞木吉信, 松井恭平, 松崎　晃（監訳）, 歯科衛生士の臨床　原著第9版. 医歯薬出版, 東京, 2008, 653.
56) Sherry Burns：熊谷　崇（校閲）：シェリー・バーンズのペリオ急行へようこそ！―非外科的歯周治療ガイド―. 医歯薬出版, 東京, 2004, 70-77.

57) 若林健史, 有田博一, 佐瀬聡良, 長谷川嘉昭:月刊「デンタルハイジーン」別冊 見てわかる! 実践歯周治療. 医歯薬出版, 東京, 2006, 76-77.
58) 佐々木妙子:グレーシーキュレットのシャープニングを再考する〈後編〉シャープニングの実践. デンタルハイジーン, 30 (9), 886-890, 2010.
59) Fermin A., Jr. Carranza:原 耕二(監訳):グリックマン臨床歯周病学 第6版. 西村書店, 新潟, 1993, 632.
60) 仲谷 寛, 清信浩一, 大澤銀子, 高柳峰子:スケーリング&ルートプレーニング. 学建書院, 東京, 2006, 86-87.
61) 佐々木妙子:グレーシーキュレットのシャープニングを再考する〈前編〉シャープニング後の器具内角について. デンタルハイジーン, 30 (8), 780, 2010.
62) 小野澤直子:インスツルメントの形態とシャープニングの道具を理解しよう. デンタルハイジーン, 34 (9):933, 2014.
63) Sherry Burns:熊谷 崇(校閲):シェリー・バーンズのペリオ急行へようこそ! —非外科的歯周治療ガイド—. 医歯薬出版, 東京, 2004, 67-68.

IV 根分岐部病変の非外科的治療の部

非外科的治療の効果で根分岐部病変がどのように変化するかをみてみましょう.

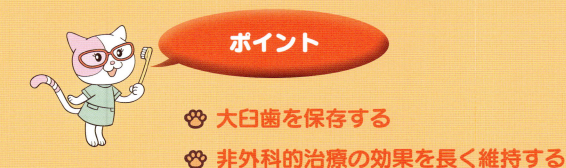

ポイント

- 🐾 大臼歯を保存する
- 🐾 非外科的治療の効果を長く維持する

DH ① ケースプレゼンテーションを読む前に

　根分岐部病変の治療法は，大きく分けて，(1) 歯根保存療法と(2) 歯根分割療法があります[1]．治療法はそれぞれの患者さんが，根分岐部のセルフケアを適切にできるかどうかを考えて選択する必要があると思います．

1—治療法の選択

　本書の症例の根分岐部病変の治療法は，非外科的治療を主体にした歯根保存療法を選択しました．筆者はWærhaug（1980）[2]の根分岐部に対する考え方を参考にして治療に取り組んでいます．

　治療法を選ぶときは，根分岐部病変の進行程度や大臼歯の解剖学的形態にあわせて，患者さんの年齢や生活背景，各々のモチベーションやセルフケアの技術の高さなどを考えるとよいと思います．

2—根分岐部病変の診断の記述の仕方[3]

　本書の根分岐部病変の診断はLindheの分類を用いています．
例1：上顎の場合，BからDにかけてプローブが深く入り，内部でつながっていることが確認できれば，BD間の病変はⅢ度です．また，Mからプローブが深く入っても，BやDと内部でつながっていなければ，M：Ⅱ度となります．
例2：下顎ではBとLの両側から，それぞれ進行度を診査します．

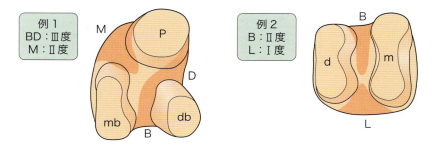

※ M＝近心，D＝遠心，B＝頬側，L＝舌側
赤い部分で破壊が広がっている
（冨岡栄二：治療やメインテナンスが難しい根分岐部病変だからこそ診査力がものをいう！ 歯科衛生士，38：30，2014．より）

Wærhaug（1980）の考え方[2]

"The furcation problem.Etiology, pathogenesis, diagnosis, therapy and prognosis.
根分岐部の問題　病因学，病因論，診断，療法，および予後"

In the management of the established furcation involvment, several factors must be taken into consideration, such as the patient's age, motivation, predisposition to periodontal disease, and the anatomy of the teeth.

If all the above-mentioned factors are favorable, the first thing to consider is the probable length of time that the tooth will last without root resection. This is where the patient's age and predisposition must be weighed against one another.

根分岐部病変のマネジメントにおいては，幾つかのファクターを考えなくてはならない．それは患者の年齢，モチベーション，歯周炎にかかりやすい素質，歯の解剖学的形態である．もし，すべてのファクターが適しているなら，最初に考慮するのは分割をしないで歯を持ち続けられる時間の長さである．その長さは患者の年齢と素質を比べ合わせて判断されなければならないところである．

根分岐部病変の治療法

根分岐部病変の治療法を理解することは大切です．本書では，2011年刊行の『新版　最新歯周病学』から各治療法を紹介します[1]．

1．歯根保存療法
歯根を分割したり，切断しないで保存する治療法です．

①歯周基本治療
歯周基本治療を確実に行って歯肉の炎症や歯周ポケットを改善した後に，定期的なメインテナンスあるいはSPTを行い根分岐部病変の進行を抑えます．

②ファーケーションプラスティー（furcation plasty）
根分岐部病変の進行の程度によってはファーケーションプラスティー（根分岐部形態修正）を行います．根分岐部の歯面を削ったり（オドントプラスティー）歯槽骨の形態を修正する（オステオプラスティー）治療法です．

③トンネリング（tunnel preparation）
根分岐部病変がⅡ度やⅢ度である場合，トンネリング（トンネル形成術）を行うときもあります．患者さん自身で根分岐部のプラークコントロールができるように，根分岐部を歯肉縁上に露出させてそのまま保存する治療法です．

④再生療法
根分岐部病変Ⅱ度か進行したⅠ度の場合，歯肉が根分岐部を覆っていれば再生療法の適応になります．詳しくは，本書の第Ⅱ部で紹介した『歯周病患者における再生治療のガイドライン2012』（日本歯周病学会編）を参照してください．

⑤歯内療法
歯髄病変由来の根分岐部病変の場合は，歯内療法を行います．詳しくは，『新版　最新歯周病学』を参照してください．

2．歯根分割療法
歯根を根分岐部で分割して治療する方法です．分割した歯根を切除する根切除術と，両方とも保存する根分割保存術があります．

①根切除術（root resection）
根切除術（ルートリセクション）は，複根歯（多根歯）の1根か2根を切断して除去することで根分岐部病変を消滅させる治療法です．根切断術（ルートアンプテーション）と根分割切除術（ヘミセクションとトリセクション）があります．
詳しくは『新版　最新歯周病学』を参照してください．

②根分割保存術（root separation）
根分割保存術（ルートセパレーション）は根分岐部で歯冠と一緒に歯根を分割して，両方の歯根を保存する治療法です．

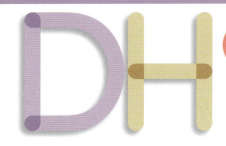

上顎大臼歯の根分岐部病変の非外科的治療

 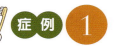 上顎左側第一大臼歯（26）Dの根分岐部病変 Lindheの分類Ⅰ度

患　者：Mさん，女性，40歳
初　診：1996年1月
主　訴：左上奥歯の歯肉が心配
現病歴：他院で1～2年間歯周治療をしたが，2カ月前から上顎左側臼歯部の歯肉腫脹を繰り返した．担当歯科医に上顎左側臼歯部の歯周治療が必要といわれ，来院．
既往歴：全身疾患なし，喫煙習慣なし
診　断：慢性歯周炎
根分岐部病変：26 D：Ⅰ度

❶症例について

上顎左側第一大臼歯（26）根分岐部病変はD：Ⅰ度，口蓋側遠心のPPDは5mmです．左側臼歯部は他院で暫間固定されています（**写真4-1**）．エックス線写真で26遠心に歯槽骨吸収がみられます（**写真4-2**）．全顎的なPPDは2～10mm，動揺度は0.5～1度です（**図4-1**）．

❷治療経過

【1996～1998年】診査・診断後，歯周基本治療を開始しました．上下顎左右側大臼歯の歯周組織破壊と下顎臼歯部に動揺がみられました．上顎左側臼歯部はプラークコントロールをしやすくするために暫間固定を除去し，必要に応じて咬合調整をしました．歯周基本治療終了後は"力"の関与を疑い，夜間睡眠時にオクルーザルスプリントを使用していただきました．加えて，残存歯の歯内療法を行いました．

【1999年】Ⅰ度の根分岐部病変があった26遠心のPPDは3～4mmに変化し，プロービング時の出血もありませんでした．臼歯部の補綴処置を終了して，SPTに移行しました．

【2000～2013年】2～3カ月間隔でリコールを行いました．初診から17年間セルフケアは良好に保たれ，26口蓋側遠心のPPDは2mmを維持しました（**図4-2**）．26，27の隣接部の歯肉形態は変化し，初診時より歯間空隙がやや狭くなりました（**写真4-3**）．

【2014～2015年】エックス線写真で26遠心の歯槽骨吸収は進行していないようにみえます（**写真4-4**）．

ここがポイント

本症例は，筆者が歯科衛生士5年目の時期に担当しています．他院では動揺していた25，26，27の暫間固定を行いました．しかし，臼歯部の歯周炎は改善せず，26，27には歯間ブラシの使用が原因と思われる歯肉の陥没がみられました．26遠心の根分岐部病変に対しては，暫間固定を外してからプラークコントロールとデブライドメントを行いました．初診から19年間，26の遠心へは主に口蓋側から歯ブラシの毛先を届かせて，歯間部の歯肉が傷つかないように配慮しながらセルフケアをしています．根分岐部病変をもつ動揺歯への対応は，歯科医師による慎重な判断も必要と考えられます．

Case 1

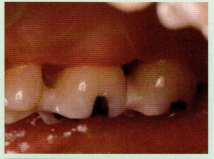

写真 4-1
1996年：初診▶ 26と27の隣接部の歯肉は陥没しています．26の口蓋側遠心に5mmの歯周ポケットが形成されています．

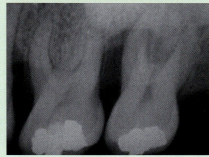

写真 4-2
1996年▶ 26の遠心に歯槽骨吸収があります．

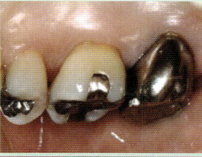

写真 4-3
2013年：SPT▶ 上顎左側臼歯部の固定はしていません．歯間部の歯肉の陥没は改善しました．

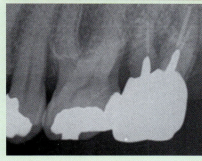

写真 4-4
2014年：SPT▶ 初診時の歯槽骨吸収は進行していないようにみえます．

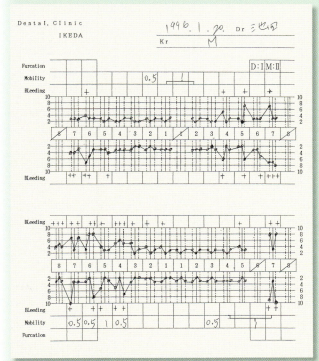

図 4-1　1996年▶ 主に大臼歯部に深い歯周ポケットが形成され，プロービング時に出血があります．根分岐部病変は大臼歯の2カ所にみられます．

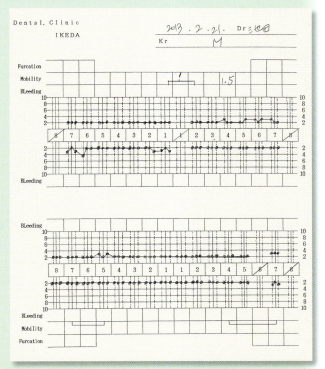

図 4-2　2013年▶ セルフケアは良好です．治療効果は長期に維持されています．

症例 2　上顎右側第一大臼歯（16）Mの根分岐部病変 Lindheの分類Ⅱ度

患　者：Nさん，男性，64歳
初　診：2010年11月
主　訴：奥歯で硬いものがかめない
現病歴：他院で3年間，歯周外科治療，ポケット洗浄，投薬とあわせてブラキシズム防止のためのオクルーザルスプリントを使用していた．咬合痛のため右側でかめなくなり，担当歯科医に臼歯部の歯周治療が必要といわれ，来院．
既往歴：全身疾患あり（高血圧症）
　　　　喫煙習慣あり（20歳代から1日20本）
診　断：重度慢性歯周炎
根分岐部病変：16 M：Ⅱ度

❶ 症例について

上顎右側第一大臼歯（16）の根分岐部病変はM：Ⅱ度，PPDは口蓋側近心6mm，遠心8mmです．右側臼歯部は他院で暫間固定されています（**写真4-5**）．エックス線写真で16近心と根分岐部に骨透過像がみられます（**写真4-6**）．全顎的なPPDは2〜10mm，動揺度は0.5〜2度です（**図4-3**）．

❷ 治療経過

【2010年】診査・診断後，歯周基本治療を開始しました．上下顎大臼歯に4カ所の根分岐部病変がみられました．咬合痛がある上顎右側臼歯部は，応急処置として暫間固定を除去した後に，咬合調整を行いました．歯周基本治療終了後，予後不良な歯を抜歯し残存歯の歯内療法を行いました．また，Nさんにはブラキシズムの自覚があったので，改めて夜間睡眠時に使用するオクルーザルスプリントを製作しました．

【2011年】全顎的なPPDは2〜5mmに改善し，担当者退職のため歯科衛生士が交替しました．上顎左右側大臼歯の根面に歯石の取り残しが認められ，再度スケーリング・ルートプレーニングを行いました．

【2012年】Ⅱ度の根分岐部病変があった16のPPDは口蓋側近心2mm，遠心3mmになり，根分岐部は軟組織で閉鎖しました．臼歯部の補綴処置をしてSPTに移行しました．

【2013〜2015年】1カ月間隔でリコールを行いました．16口蓋側近遠心のPPDは2〜3mmを維持し（**図4-4**），根分岐部の入口は歯肉で覆われています（**写真4-7，9**）．2014年のエックス線写真で16の根分岐部病変は進行していないようにみえます（**写真4-8**）．

ここがポイント

本症例は，筆者が歯科衛生士21年目の時期に担当しています．前任の歯科衛生士の歯周基本治療で単根歯の歯周炎は改善しました．しかし，臼歯部の根面に歯石の取り残しがあり，根分岐部病変がある16，26，36のスケーリング・ルートプレーニングをしなおしました．生活歯の16は根分岐部の入口から内部をプローブで慎重に探索し，キュレットスケーラーを使い，根分岐部の根面を平滑にしました．炎症が消退して歯根は露出しましたが，口蓋側近心の根分岐部の入口は歯肉で覆われています．プローブを用いた根分岐部の根面の探索は，スケーリング・ルートプレーニングをするうえで，非常に重要と思われます．

Case 2

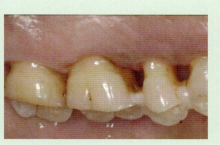

写真 4-5
2010年：初診 ▶ 16の口蓋側に6〜8mmの歯周ポケットが形成されています．

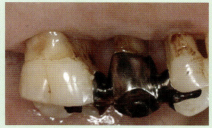

写真 4-7
2013年：SPT ▶ 16の根分岐部の入口は歯肉で覆われています．

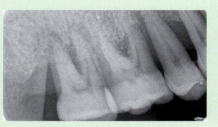

写真 4-6
2010年：初診 ▶ 16の近心に歯槽骨吸収があります．

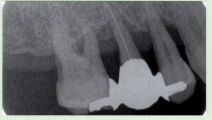

写真 4-8
2014年：SPT ▶ 初診時と比べ歯槽骨吸収は進行していないようにみえます．

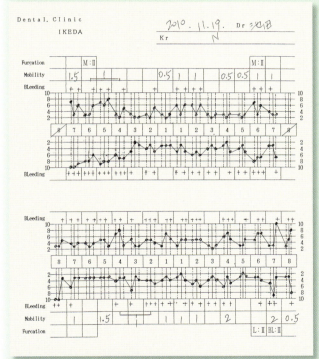

図 4-3 2010年 ▶ 他院で3年間歯周治療をしていましたが，全顎的に深い歯周ポケットが形成され，残存歯の動揺が認められます．根分岐部病変は大臼歯の4カ所にみられます．

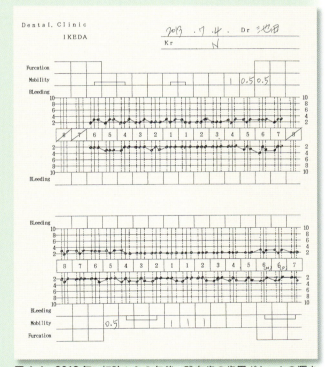

図 4-4 2013年 ▶ 初診から3年後，残存歯の歯周ポケットの深さは2〜4mmです．

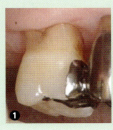
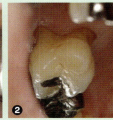

写真 4-9 2013年：SPT ▶ ❶ 頰側．**❷** 遠心．根分岐部は軟組織で閉鎖されています．

症例 3 　上顎左側第一大臼歯（26）MD の根分岐部病変 Lindhe の分類Ⅲ度

患　者：Sさん，女性，58歳
初　診：1996年10月
主　訴：全部の歯が動いて食事ができない
現病歴：上下顎左側臼歯部の腫脹と疼痛のため来院．3年前から歯肉の腫脹を繰り返していた．
既往歴：全身疾患あり（胃潰瘍，子宮筋腫）
　　　　喫煙習慣なし
診　断：重度慢性歯周炎
根分岐部病変：26 MD：Ⅲ度

❶症例について

　上顎左側第一大臼歯（26）の根分岐部病変はMD：Ⅱ度，PPDは頬側近心10mm，遠心が6mmです．浮腫性炎症がみられ，歯肉縁下に歯石が沈着しています（写真4-10）．エックス線写真で26に水平性骨吸収と根分岐部病変がみられます．近遠心の根分岐部の入口は繋がっていてスルーアンドスルー*です（写真4-11）．全顎的なPPDは2〜12mm，動揺度は1〜2度です（図4-5）．

❷治療経過

【1996年】診査・診断後，歯周基本治療を開始しました．
【1997年】担当者退職のため歯科衛生士が交替の際，Sさんは非外科的治療を強く望みました．根分岐部病変がある大臼歯のスケーリング・ルートプレーニングをした後に，歯ブラシを使ったオーラルフィジオセラピーを行いました．歯周基本治療終了後，歯内療法と動揺歯の暫間固定を行いました．
【1998年】Sさんは1日3回各1時間のセルフケアを継続し，全顎的なPPDは3〜4mmに改善しました．
【1999年】Ⅲ度の根分岐部病変があった26の根分岐部は軟組織で閉鎖しました（写真4-12，14-❶）．臼歯部の補綴処置を終了しメインテナンスに移行しました．
【2000〜2014年】1カ月間隔でリコールを行いました．メインテナンス期間中も26遠心の根分岐部の入口は歯肉で覆われています（写真4-14-❷）．2012年のエックス線写真では根分岐部病変の進行はみられません（写真4-13）．初診から18年が経過した2014年の26のPPDは近心2mm，遠心2〜3mmに保たれ，治療効果を長く維持しています（図4-6）．

ここがポイント

　本症例は，筆者が歯科衛生士7年目の時期に担当しています．Sさんは持病があるので外科手術をしないで根分岐部病変を治したいと希望し，自主的に1日合計約3時間のセルフケアを実践しました．根分岐部病変がある26へは，スケーリング・ルートプレーニング後に，Systema44M（ライオン社製）を使ったオーラルフィジオセラピーも行いました．非外科的治療では，セルフケアの時間を長くして歯周組織の治療を促進することも必要と思われます．

---

*スルーアンドスルー：完全に根分岐部の付着が破壊され，頬舌的あるいは近遠心的にプローブが貫通すること

Case 3

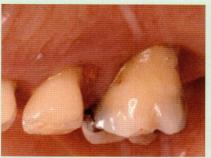

写真 4-10 1996 年：初診 ▶ 全体に浮腫性炎症がみられます．26 は近心に 7〜10mm，遠心に 5〜6mm の歯周ポケットが形成されています．

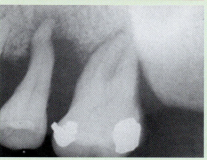

写真 4-11 1996 年：初診 ▶ 26 に歯槽骨吸収がみられます．根分岐部病変が進行し，スルーアンドスルーの状態です．

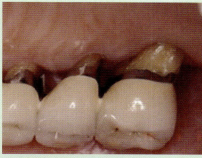

写真 4-12 1999 年：メインテナンス ▶ 歯間部は 2 本の歯ブラシを使い分けてセルフケアをしています．

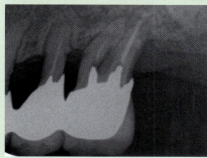

写真 4-13 2012 年：メインテナンス ▶ 26 は分割せずに保存されています．

図 4-5 1996 年 ▶ 上顎を中心に深い歯周ポケットが形成されています．上下顎臼歯部に動揺が認められます．根分岐部病変は大臼歯の 4 カ所にみられます．

図 4-6 2014 年 ▶ メインテナンス期間中のセルフケアは 1 日 3 回各 40 分です．非外科的治療の効果は長く保たれています．

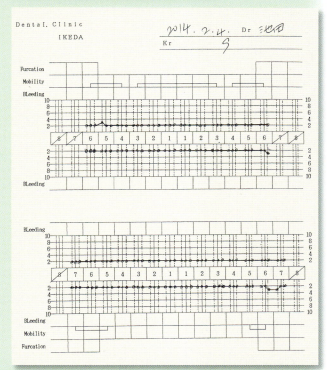

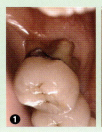 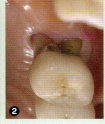

写真 4-14 ❶ 1999 年 ➡ ❷ 2012 年 ▶ 遠心．メインテナンス期間中も根分岐部の入口は歯肉で覆われています．

DH ③ 下顎大臼歯の根分岐部病変の非外科的治療

症例 4　下顎右側第一大臼歯（46）Bの根分岐部病変
Lindheの分類Ⅰ度

患　者：Aさん，男性，41歳
初　診：1993年7月
主　訴：入れ歯になったら困る
現病歴：1～2年前から上下顎前歯部の動揺を自覚．他院で歯周病のため上下顎前歯部を抜歯と診断され来院．
既往歴：全身疾患あり（リウマチ，悪性リンパ腫），喫煙習慣なし
診　断：重度慢性歯周炎
根分岐部病変：46 B：Ⅰ度

❶症例について

　下顎右側第一大臼歯（46）の根分岐部病変はB：Ⅰ度，頰側中央のPPDは6mmです．歯肉縁上と縁下に歯石が沈着しています（**写真4-15**）．エックス線写真で46遠心と根分岐部に骨透過像がみられます（**写真4-16**）．全顎的なPPDは2～12mm，動揺度は0.5～3度です（**図4-7**）．

❷治療経過

【1993～1996年】診査・診断後，応急処置として動揺している上下顎前歯部の暫間固定を行いました．歯周基本治療を開始しましたが，歯周組織の反応は乏しく，頻繁に暫間固定が外れることから"力"の関与が疑われました．夜間睡眠時にオクルーザルスプリントを使用し，Aさんのブラキシズムの強さは"強い"と評価され，"力"をコントロールする自己暗示療法（p.32参照）を行いました．ブラキシズムの強さは"弱い"に変化し，全顎的なPPDは2～4mmになりました．

【1997年】Ⅰ度の根分岐部病変があった46頰側中央のPPDが2mmに改善したので，SPTに移行しました．

【1998～2013年】1カ月間隔でリコールを行いました．2009年にリウマチを発症し，2013年に悪性リンパ腫の治療のためリコールを1年間中断しました．しかし，46頰側中央のPPDは2mmに保たれました（**図4-8**）．

【2014～2015年】全身疾患を患いましたが46の根分岐部病変は再発しませんでした（**写真4-17**）．エックス線写真で初診時にみられた骨透過像が改善しています（**写真4-18**）．

ここがポイント

　本症例は，筆者が歯科衛生士3年目の時期に担当しています．46頰側の根分岐部病変は歯周基本治療と"力"そのものへの治療（p.13参照）をして改善しました．全身疾患の治療のためリコールを一時中断しましたが，プラークコントロールと"力"のコントロールの効果で，治療効果は維持されました．根分岐部病変の治療をするうえで，"力"を考慮した対応は重要であると考えられます．

Case 4

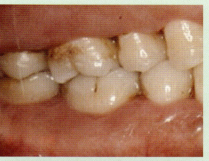

写真 4-15
1993年：初診▶歯肉腫脹は軽度にみえますが，46頬側中央に6mmの歯周ポケットが形成されています．

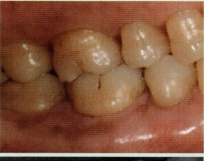

写真 4-17
2015年：SPT▶初診から22年間，46は生活歯のまま保存されています．

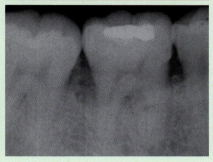

写真 4-16
1993年：初診▶臼歯部に歯肉縁下歯石が沈着し，46の遠心に骨透過像があります．

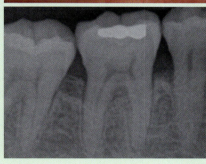

写真 4-18
2015年：SPT▶初診時の骨透過像は改善しています．

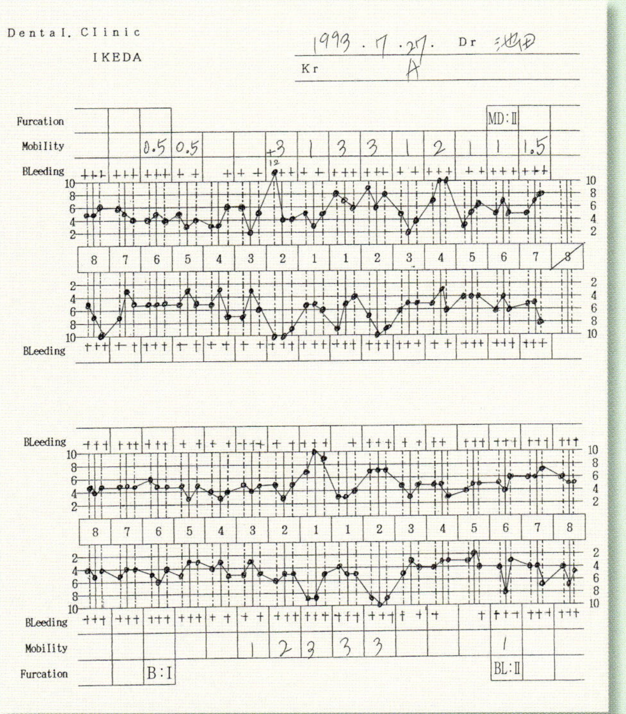

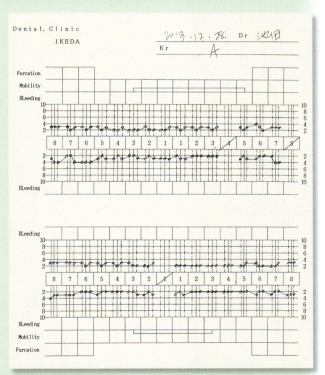

図 4-7　1993年▶全顎的に深い歯周ポケットとプロービング時の出血が認められます．根分岐部病変は大臼歯の3カ所にみられます．

図 4-8　2013年▶悪性リンパ腫の治療のため1年間リコールを中断しましたが，プラークコントロールは良好に保たれました．根分岐部病変の再発はありません．

3 下顎大臼歯の根分岐部病変の非外科的治療

症例 5　下顎右側第一大臼歯（46）Lの根分岐部病変 Lindheの分類Ⅱ度

患　者：Yさん，男性，40歳
初　診：2005年3月
主　訴：歯石をとってほしい
現病歴：下顎前歯部の舌側と左側臼歯部歯肉からの出血を自覚し来院．1年前から歯肉からの出血を繰り返していた．
既往歴：全身疾患なし，喫煙習慣なし
診　断：重度慢性歯周炎
根分岐部病変：46 L：Ⅱ度

❶症例について

　下顎右側第一大臼歯（46）の根分岐部病変はL：Ⅱ度，舌側中央のPPDは8mmです．辺縁歯肉は発赤・腫脹しています（**写真4-19**）．エックス線写真で46近心と根分岐部に骨透過像がみられます（**写真4-20**）．全顎的なPPDは2～10mm，動揺度は0.5～1.5度です（**図4-9**）．

❷治療経過

【2005～2007年】診査・診断後，歯周基本治療を行いました．歯周基本治療終了後，根分岐部病変がある46舌側中央のPPDは5mmになりました．

【2008～2010年】残存歯の歯内療法と臼歯部の補綴処置を終了してSPTに移行しました．

【2011～2013年】担当者の退職に伴い歯科衛生士が交替しました．46舌側からプロービング時の出血が認められたため，ブラッシング・テクニック指導と，再度スケーリング・ルートプレーニングを行いました．その後プロービング時の出血は消失し，1カ月間隔のリコールを継続しました．

【2014～2015年】46舌側は炎症が改善し，歯肉の退縮はみられますが根分岐部は軟組織で閉鎖しています（**図4-21**）．Ⅱ度の根分岐部病変があった46舌側中央のPPDは3mmです（**図4-10**）．エックス線写真で骨透過像の改善がみられます（**写真4-22**）．

ここがポイント

　本症例は，筆者が歯科衛生士21年目の時期に担当しています．前任の歯科衛生士の歯周基本治療で歯周炎はかなり改善しました．しかし，担当を引き継いだ後も46舌側中央からのプロービング時の出血が解消しないため，ブラッシング・テクニックの確認とあわせて根分岐部のスケーリング・ルートプレーニングを行いました．根分岐部の根面には粗糙な部分があったので，グレーシー型キュレットの刃部先端の丸みを利用して根面を滑らかにしました．1カ月間隔でSPTを行い，46舌側からの出血は改善し，根分岐部にプローブが入らなくなりました．歯周組織の改善には，プラークや歯石で汚れた根面からそれらを適切に取り除くことが重要と考えられます．

Case 5

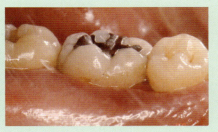

写真 4-19
2005 年：初診 ▶ 辺縁歯肉が発赤している 46 の舌側中央に 8mm，近心に 9mm の歯周ポケットが形成されています．

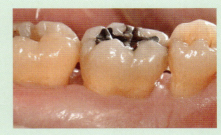

写真 4-21
2015 年：SPT ▶ 炎症が消退しましたが，歯根が露出しています．セルフケアは良好です．

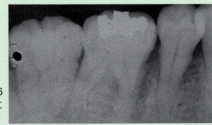

写真 4-20
2005 年：初診 ▶ 46 の近心と根分岐部に骨透過像があります．

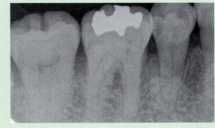

写真 4-22
2015 年：SPT ▶ 初診時の骨透過像は改善しています．

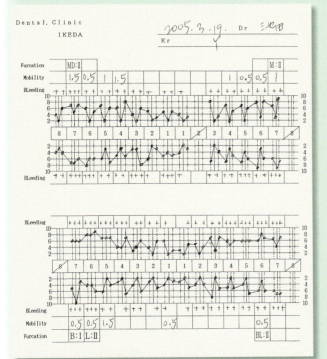

図 4-9　2005 年 ▶ 全顎的に深い歯周ポケットが形成され，プロービング時に出血があります．根分岐部病変は大臼歯の 5 カ所にみられます．

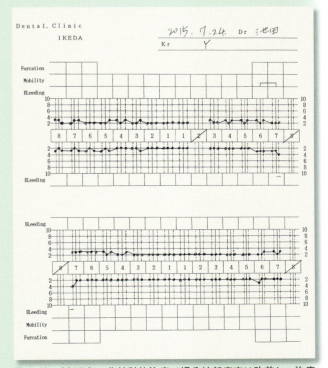

図 4-10　2015 年 ▶ 非外科的治療で根分岐部病変は改善し，治療効果は長期に保たれています．

3 下顎大臼歯の根分岐部病変の非外科的治療

 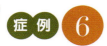 **症例 6** 下顎右側第一大臼歯（46）BL の根分岐部病変 Lindhe の分類Ⅲ度

患 者：○さん，女性，66歳
初 診：2010年1月
主 訴：左下奥がかむと痛くて我慢できない
　　　　右上奥の歯周病の状態もみてほしい
現病歴：他院で治療した下顎左側臼歯部に疼痛を感じて来院．
既往歴：全身疾患なし，喫煙習慣なし
診 断：慢性歯周炎
根分岐部病変：46 BL：Ⅲ度

❶症例について

　下顎右側第一大臼歯（46）の根分岐部病変は BL：Ⅲ度，頰舌側中央の PPD は 5mm です．舌側の歯肉が退縮して遠心根が露出しています（**写真 4-23**）．エックス線写真で 46 根分岐部に歯槽骨吸収がみられます．頰舌側の根分岐部の入口は繋がっていてスルーアンドスルーです（**写真 4-24**）．全顎的な PPD は 2～6mm，動揺度は 0.5～2 度です（**図 4-11**）．

❷治療経過

【2010年】診査・診断後，歯周基本治療を開始しました．○さんはセルフケアのときに 46 頰側の根分岐部の入口から舌側に向かって歯間ブラシを通していました．根分岐部周囲の歯肉に加わるブラッシング圧を弱くするために歯間ブラシの使用を控えることを指導し，根分岐部の根面のスケーリング・ルートプレーニングを行いました．歯周基本治療終了後，残存歯の歯内療法を行いました．

【2011年】Ⅲ度の根分岐部病変があった 46 頰舌側中央の PPD は 2mm に改善し，根分岐部にプローブが入らなくなりました．臼歯部の補綴処置をしてメインテナンスに移行しました

【2012～2015年】．2～3 カ月間隔でリコールを行いました．46 の頰舌側と遠心の根分岐部の入口は歯肉で覆われ（**写真 4-25，27**），46 頰舌側中央の PPD は 2～3mm を維持しています（**図 4-12**）．エックス線写真で根分岐部の歯槽骨の変化がみられます（**写真 4-26**）．

ここがポイント

　本症例は，筆者が歯科衛生士 20 年目の時期に担当しています．スルーアンドスルーの 46 に歯間ブラシの貫通を続けると歯間ブラシによる擦過で歯肉が退縮し根分岐部が露出する可能性がありました．根分岐部の露出を防ぐために歯ブラシの毛先を使った磨き方を指導し，スケーリング・ルートプレーニング後も歯間ブラシの挿入を控えたセルフケアを続けて，根分岐部は軟組織で閉鎖しました．根分岐部のプラークコントロールは，ブラッシング圧のコントロールに配慮して行うことも大切だと思われます．

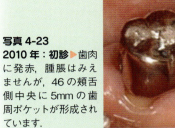

写真 4-23
2010年：初診▶歯肉に発赤、腫脹はみえませんが、46の頬舌側中央に5mmの歯周ポケットが形成されています。

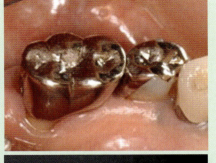

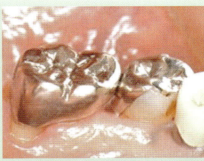

写真 4-25
2012年▶根分岐部に歯間ブラシを通さないでセルフケアをしています。

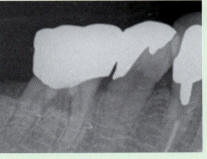

写真 4-24
2010年：初診▶46に歯槽骨吸収があります。根分岐部病変が進行してスルーアンドスルーの状態です。

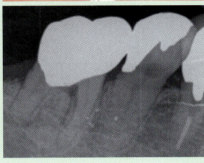

写真 4-26
2014年▶初診時の歯槽骨吸収は改善しています。

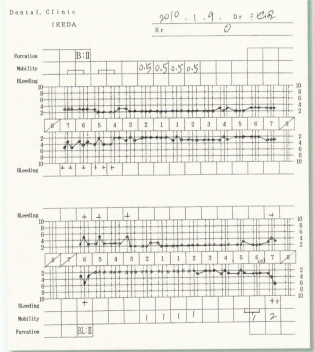

図 4-11　2010年▶プラークコントロールは良好ですが、臼歯部に5mm以上の歯周ポケットが形成されています。根分岐部病変は大臼歯の2カ所に認められます。

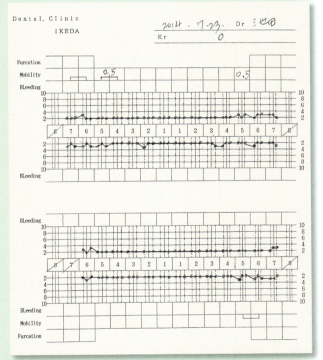

図 4-12　2014年▶臼歯部の歯周ポケットは非外科的治療で改善しています。

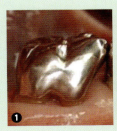
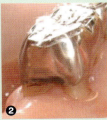

写真 4-27　2014年：メインテナンス▶❶頬側．❷遠心．根分岐部の入口は歯肉で覆われています。

Case 6

参 考 文 献

1) 加藤　煕：新版　最新歯周病学．医歯薬出版，東京，2011，259-266．
2) Wærhaug J：The furcation problem. Etiology, pathogenesis, diagnosis, therapy and prognosis. J Clin Periodontol, 7（2）：73-95, 1980.
3) 冨岡栄二：治療やメインテナンスが難しい根分岐部病変だからこそ診査力がものをいう！　歯科衛生士，38：21-38，2014．

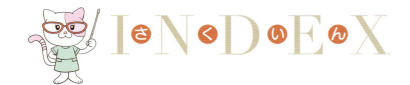

INDEX さくいん

あ
- アタッチメントゲイン ……… 3
- アタッチメントレベル ……… 3
- アタッチメントロス ……… 3
- アブフラクション ……… 5
- アラウンドトゥ ……… 90

い
- 医療面接 ……… 57

う
- ウォーキングストローク ……… 17, 18

え
- エナメル真珠 ……… 44, 45
- エナメル突起 ……… 44, 45
- エンドトキシン ……… 4
- 鋭利 ……… 89
- 炎症のコントロール ……… 30, 32

お
- オウム返し ……… 58
- オーラルフィジオセラピー … 11, 27, 62
- オフセットブレード ……… 75

か
- カッティングエッジ ……… 74
- かかと ……… 63, 75
- 下顎大臼歯の歯根 ……… 40, 41
- 過度な咬合力 ……… 4
- 会話の記録 ……… 59
- 体の治癒の過程 ……… 8

き
- キュレットスケーラー ……… 73
- 聴き手 ……… 58
- 共感的理解 ……… 57
- 禁煙指導 ……… 31

く
- グレーシー型の届かせ方と動かし方 ……… 85
- 楔状欠損 ……… 5

け
- 傾聴 ……… 57
- 頸部 ……… 63, 73
- 健康への欲求 ……… 57

こ
- 固定点 ……… 80
- 口腔外固定法 ……… 83
- 口腔内固定法 ……… 83
- 咬合性外傷 ……… 4, 5
- 咬合性外傷の外傷力 ……… 5
- 咬耗 ……… 5
- 酵素 ……… 4
- 根の癒合 ……… 45
- 根の離開度 ……… 42
- 根間稜 ……… 45
- 根幹 ……… 38, 40, 41, 42
- 根幹部 ……… 46
- 根拠に基づいた医療 ……… 14
- 根切除術 ……… 103
- 根切断術 ……… 103
- 根尖 ……… 38
- 根分割切除術 ……… 103
- 根分割保存術 ……… 103
- 根分岐部 ……… 40, 46
- 根分岐部の入口 ……… 38, 46
- 根分岐部天蓋部 ……… 46
- 根面溝 ……… 44

さ
- 作業部 ……… 74
- 再生療法 ……… 103

し
- シャープ ……… 89
- シャープニング ……… 90
- シャンク ……… 63, 73
- ジェントルプロービング ……… 67
- 支点 ……… 80
- 歯冠 ……… 38
- 歯頸 ……… 38
- 歯根 ……… 38, 39
- 歯頸線 ……… 38
- 歯根の分岐度 ……… 46
- 歯根の分岐幅 ……… 46
- 歯根部 ……… 46
- 歯根分割療法 ……… 103
- 歯根保存療法 ……… 103
- 歯周基本治療 ……… 103
- 歯周治療 ……… 2
- 歯周病 ……… 3
- 歯肉マッサージ ……… 62
- 歯肉炎指数 ……… 67
- 執筆法の変法 ……… 78
- 手指屈曲運動 ……… 82
- 上顎大臼歯の歯根 ……… 40, 41
- 上面 ……… 74
- 褥瘡 ……… 8
- 刃部 ……… 73, 74

す
- スケーリング ……… 11, 71
- スケーリングストローク ……… 81
- スルーアンドスルー ……… 20, 108
- 雛壁 ……… 5
- 水平的プロービング ……… 17, 19
- 水平的分類 ……… 20
- 垂直的プロービング ……… 17, 18

せ
- セメント−エナメル境 ……… 38
- セルフケア ……… 62
- 切縁 ……… 74
- 前腕回転運動 ……… 82

そ
- 組織学的ポケット深さ ……… 16
- 組織再生誘導法 ……… 63
- 側方圧 ……… 80
- 側面 ……… 74

た

- ダウンストローク……………………96
- ダル………………………………89
- 多根歯…………………………4, 38
- 大臼歯……………………………38
- 大臼歯の基本形態…………………40
- 第一大臼歯…………………………40
- 第一大臼歯の歯根…………………40
- 第1シャンク………………………73
- 単根歯…………………………4, 38
- 探索ストローク……………………81

ち

- 治癒力………………………………8
- 力…………………………………5, 12
- "力"のコントロール………………30, 32

つ

- つま先…………………………63, 75

て

- テスター……………………………89
- デブライドメント…………………8, 71

と

- トゥ…………………………75, 90
- トリセクション……………………103
- トンネリング…………………63, 103
- 頭部…………………………………63
- 動機…………………………………56
- 動機づけ……………………………56
- 鈍……………………………………89

な

- ナラティブ…………………………15
- 内毒素………………………………4

は

- ハンドル………………………63, 73
- バイオフィルム……………………3
- バック………………………………74
- 把柄部…………………………63, 73
- 歯ブラシ……………………………63
- 背面…………………………………74
- 反映…………………………………58

ひ

- ヒール………………………………75
- ヒポクラテス………………………8
- 非外科的治療………………………7
- 開かれた質問………………………57

ふ

- ファーケーションプローブ………17
- ファーケーションプラスティー……………………………63, 103
- ファセット…………………………31
- フェイス……………………………74
- ブラキシズム……………………5, 31
- ブラッシングのテクニック………65
- ブレード…………………………73, 74
- プラーク……………………………3
- プラークコントロール…………8, 62
- プロービングチャート…………22, 23
- プロービングポケットデプス……16
- プロフェッショナルケア…………62
- 付着の位置…………………………3
- 付着の獲得…………………………3
- 付着の喪失…………………………3
- 複根歯…………………………4, 38
- 分岐度………………………………42
- 分岐幅………………………………42
- 分離度………………………………42

へ

- ヘッド………………………………63
- ヘミセクション……………………103
- ペリオドンタルメディシン………6

ほ

- ポケットデプス……………………16
- 補助的清掃用具……………………70
- 防御機能……………………………4

ま

- 摩耗…………………………………5

め

- メディカル・インタビュー………57
- 免疫機能……………………………4

も

- モチベーション………………10, 56
- 物語り………………………………15
- 物語りと対話に基づく医療………15

よ

- 要求…………………………………56
- 欲求…………………………………56

ら

- ラテラルサーフェイス……………74

り

- リスナー……………………………58
- リンクル……………………………5
- 臨床的ポケット深さ………………16

る

- ルートアンプテーション…………103
- ルートセパレーション……………103
- ルートトランク…………40, 41, 42
- ルートプレーニング………11, 71, 83
- ルートプレーニングストローク……82
- ルートリセクション………………103

ろ

- ローワーシャンク…………………73
- ロジャーズ…………………………57

欧文索引

B

- bleeding on probing………………67
- BOP…………………………………67
- Bower………………………………43
- Burns………………………………91

C

- Carnevale…………………………46

D

- degree of separation……………42
- divergence………………………42

E

- EBM…………………………………14
- Evidence-Based Medicine………14

F

- Fletcher……………………………20
- furcation plasty……………63, 103
- furcation probe…………………17

G

Glickman の分類 ······················21
gentle probing ·····················67
Gher ································42
GI ··································67
Gingival Index ······················67
Glickman ·······················20, 83

H

Hamp ································20

L

Löe ·································67
Lindhe ·······························20
Lindhe の分類 ·······················21
Listgarten ··························16

M

modified pen grasp ················78
Moore ······························71
motive ······························56

N

Narrative ···························15
Narrative-Based Medicine ··········15
NBM ································15
need ································56
Nordland ····························14

O

Oral physiotherapy ················62

P

PD ·································16
pocket depth ······················16
PPD ·······························16
probing pocket depth ·············16

Q

QOL ································2
Quality of Life ····················2

R

root resection ···················103
root separation ··················103
Ross ································4

S

Silness ····························67

T

Tarnow ····························20
Tarnow と Fletcher ················20
tunnel preparation ···············103

V

Vernino ····························42

W

wire edge ··························96

Z

Zander ····························71

おわりに —Conclusion

▶本書のテーマを根分岐部病変にしたのは，筆者にとって"挑戦"でした．内容は，第31回日本臨床歯周病学会年次大会歯科衛生士セッションシンポジウム（2013年6月16日）でお話させていただいた「天然歯を守る歯周治療」というテーマをもとにまとめています．

▶筆者は歯科衛生士8年目の時期から，国内外の学術大会に参加しています．日本歯周病学会を含むアジア圏の大会では，数多くの症例報告をみました．米国歯周病学会の大会では，比較的新しい器材や治療技術に触れました．欧州で開催されたユーロペリオ8では，科学的根拠に基づいたプラークコントロールとデブライドメントの考え方を聴講しました．各国に共通するのは，歯を生涯大切にしようとする目標であると思います．

▶根分岐部病変の進行を防ぎ大臼歯を守る歯周治療は，患者さん一人ひとりの健康に大きく貢献すると思います．本書は，根分岐部病変の非外科的治療を通して，歯科衛生士が深く関わる歯周基本治療について述べた内容になっています．第Ⅰ部は考え方，第Ⅱ部は知識，第Ⅲ部はスキル，第Ⅳ部では症例の経過について述べています．どの章から読み始めてもわかりやすいように工夫し，古典的な論文についてはできる限り原文を読みました．誤訳や独りよがりな解釈をしないように努めましたが，内容についてお気づきの点があればご指摘をいただきたいと思います．本書が歯周治療に関わる歯科衛生士のみなさんにお役に立つことを，心から願っています．

▶本書の執筆には多くの方々のご指導とご協力を賜りました．

▶池田歯科クリニックの池田雅彦院長，池田和代先生，加藤熈先生（北海道大学名誉教授）からは，さまざまなご教示をいただいています．

▶沼部幸博先生（日本歯科大学生命歯学部歯周病学講座教授）には，ご多忙中にもかかわらず文献収集についてお力添えいただきました．倉治隆先生（東京都開業）には，本書全般についてご意見をうかがいました．本書の執筆には鈴木丈一郎先生（鶴見大学歯学部歯周病講座臨床教授），原久美子先生（神戸常盤大学口腔保健学科教授），歯科衛生士の南條康子さん，宮村寿一先生（東京都開業）のご指導を仰ぎました．

▶本書の企画から完成までは，医歯薬出版の水島健二郎さん，増田真由子さん，松崎祥子さん，イラストレーターのサンゴさんにもご協力をいただきました．

▶また，学生時代の恩師小田島千郁子先生，筆者を支えて下さっている池田歯科クリニックの患者さん，歯科衛生士の倉野洋美さんと藤原宏美さん，写真撮影に協力して頂いた田村里枝さん，そして2008年に『デンタルハイジーン』で連載する機会を与えて下さった医歯薬出版の長田伊織さんにも深く感謝いたします．

▶本書を上梓するにあたり，ご尽力くださりましたすべての皆様に，この場をお借りして心から御礼申し上げます．

▶本書の刊行にあたり筆者に歯科衛生士になるきっかけを与えてくれた父と母，闘病中の両親を献身的に看護した妹の由香，そしていつも真っすぐな愛情を向けてくれる愛猫ディルの惜しみない援助に心から感謝します．

2015年11月

—歯科衛生士25年目の年に—
池田歯科クリニック 歯科衛生士 佐藤昌美

【著者略歴】

佐藤 昌美(さとう まさみ)

1991年	北海道医療大学歯学部附属歯科衛生士専門学校卒業
1991年	池田歯科クリニック勤務（札幌市）
2007〜2012年	中国ハルピン医科大学第4病院口腔医療センター臨床客員教師
2008年	第51回春季日本歯周病学会学術大会にてベストハイジニスト賞受賞
2009年	武蔵野大学通信教育部人間科学部人間科学科卒業
2010年	第96回アメリカ歯周病学会共催日本歯周病学会2010年大会 JSPポスター歯科衛生士部門にて優秀賞受賞
2011年	武蔵野大学大学院通信教育部人間学研究科人間学専攻修士課程修了 （2011年3月人間学修士号取得）
2012年	第98回アメリカ歯周病学会共催日本歯周病学会2012年大会 JSPポスター歯科衛生士部門にて優秀賞受賞
	現在に至る

【所属団体】

日本歯周病学会/日本歯周病学会認定歯科衛生士
日本臨床歯周病学会/日本臨床歯周病学会認定歯科衛生士

池田歯科クリニック
〒060-0001
札幌市中央区北1条西3　札幌中央ビル9階
011-241-4180

ステップアップ歯科衛生士
根分岐部病変に挑戦！
プラークコントロールとデブライドメント　ISBN978-4-263-42213-7

2015年11月15日　第1版第1刷発行

著　者　佐　藤　昌　美
発行者　大　畑　秀　穂
発行所　医歯薬出版株式会社

〒113-8612　東京都文京区本駒込1-7-10
TEL. (03) 5395-7638 (編集)・7630 (販売)
FAX. (03) 5395-7639 (編集)・7633 (販売)
http://www.ishiyaku.co.jp/
郵便振替番号 00190-5-13816

乱丁，落丁の際はお取り替えいたします　印刷・木元省美堂／製本・皆川製本所
Ⓒ Ishiyaku Publishers, Inc., 2015. Printed in Japan

本書の複製権・翻訳権・翻案権・上映権・譲渡権・貸与権・公衆送信権（送信可能化権を含む）・口述権は，医歯薬出版(株)が保有します．
本書を無断で複製する行為（コピー，スキャン，デジタルデータ化など）は，「私的使用のための複製」などの著作権法上の限られた例外を除き禁じられています．また私的使用に該当する場合であっても，請負業者等の第三者に依頼し上記の行為を行うことは違法となります．

JCOPY ＜(社)出版者著作権管理機構 委託出版物＞
本書をコピーやスキャン等により複製される場合は，そのつど事前に(社)出版者著作権管理機構（電話 03-3513-6969，FAX 03-3513-6979，e-mail：info@jcopy.or.jp）の許諾を得てください．